56例典型护理不良事件案例剖析

主 编　魏丽丽　李环廷　修　红　王　薇

U0210039

科学出版社

北　京

内 容 简 介

本书汇集了 56 例临床护理工作中发生的不良事件。内容包括药物、导管、压力性损伤、药物外渗、跌倒坠床、烫伤、医疗器械、卫生材料等不良事件典型案例。对于年轻护理工作人员增强防范意识、避免临床不良事件发生、严格执行操作规范具有很强的可借鉴性。

本书可作为医学院校护理教学、临床护理带教和临床护理管理工作辅助参考用书。

图书在版编目(CIP)数据

56例典型护理不良事件案例剖析 / 魏丽丽等主编. —北京：科学出版社，2019.1

ISBN 978-7-03-059424-2

Ⅰ.①5… Ⅱ.①魏… Ⅲ.①护理-医疗事故-案例 Ⅳ.①R47

中国版本图书馆CIP数据核字（2018）第254106号

责任编辑：郝文娜 / 责任校对：严 娜
责任印制：赵 博 / 封面设计：吴朝洪

科 学 出 版 社 出版
北京东黄城根北街 16 号
邮政编码：100717
http://www.sciencep.com

北京华宇信诺印刷有限公司印刷
科学出版社发行 各地新华书店经销

*

2019 年 1 月第 一 版 开本：787×1092 1/16
2025 年 1 月第十次印刷 印张：10 3/4
字数：275 000

定价：66.00 元
（如有印装质量问题，我社负责调换）

编 者 名 单

主　编　魏丽丽　李环廷　修　红　王　薇

副主编　冷　敏　黄　霞　单信芝　姜文彬　李海燕　陈　蕾

编　者　（以姓氏笔画为序）

于莎莎	马　蕾	马惠芳	王　雪	王　琳	王　薇
王文娟	王光兰	王军红	王红梅	王红霞	王声韵
王秀娟	王金凤	王静远	王璐璐	付军桦	代月光
冯　英	司　辉	朱珊姗	任春云	任蕾娜	刘　敏
刘　霞	刘小臻	刘淑芹	江　莉	那　娜	苏　涛
迟　群	杜忠军	李　娜	李　媛	李环廷	李国英
李晓娟	李海燕	李梦瑾	杨秀伟	吴　越	辛丽丽
冷　敏	宋　文	宋玉梅	宋砚坤	张　华	张　欣
张　娟	张　琳	张　璐	张云梅	张文华	张文燕
张巧巧	张丕宁	张芙蓉	张秀华	张海燕	张楠楠
陆连芳	陈　蕾	陈　凯	陈伟芬	陈琼琼	邵　惠
范萌佳	岳崇玉	金延春	周　丹	庞旭峰	单信芝
屈利娟	孟蓬飞	赵　林	赵　欣	赵志平	赵显芝
胡志洁	柳国芳	修　红	修　浩	修麓璐	姜文彬
秦冬岩	袁万青	徐　虹	徐海燕	高少波	高俊茹
郭小婧	黄　娟	黄　霞	黄文静	曹苏红	崔　岩
康　梅	蒋俊玲	韩艳帅	韩臻丽	傅培荣	谢红卫
窦榕榕	管春阳	潘月帅	薛　丽	薄士荣	魏　巍
魏丽丽					

前　言

　　临床护理不良事件的发生，可能会导致患者死亡、住院时间延长、某种程度的失能等医疗事故的发生，并造成对护理工作的满意度、信任度降低等不良社会影响。增强护理人员安全意识，提高服务质量，降低和防范护理不良事件发生，确保护理安全，非常重要。

　　我们将临床护理中发生的不良事件典型案例汇集成书，旨在让广大读者借鉴。同时我们本着严谨求实的原则，客观记录不良事件发生的过程。在内容编排上，分为事情经过、原因分析、PDCA 整改过程等项，重点从系统、制度、流程等方面详细分析、查找事件发生的原因，通过 PDCA 整改过程体现并验证其发生原因的真实性、措施的有效性。本书内容上体现了真实性、可借鉴性和实用性，使广大护理人员能够从不良事件中汲取深刻教训，做到举一反三，促使护理质量不断改进和提高。

　　本书中的典型不良事件案例均来自护理临床实践，真实生动地向读者展现临床实际护理工作，引领读者规范化的学习和应用，启迪临床护士的整体护理观念和系统化分析问题的思维模式。本书图文并茂，清晰明了，方便临床护理工作者阅读理解。

　　本书编者均为临床一线的优秀护理骨干，他们工作严谨、经验丰富、理论扎实。限于水平和能力，书中有不足之处，恳请各位专家、广大读者，以及护理界同仁提出宝贵意见，以便下次修订时完善。

魏丽丽　青岛大学附属医院

2018 年 6 月

目　录

第1章

药物事件典型案例剖析

一、实习护生发错出院带药

【事件经过】

主班护士接收药房发送12名患者的出院带药,平均每人4种药物。根据出院带药单核对清点分装药物,一人一袋并附上服药说明。主班护士带教的学生为轮转实习的护理研究生,平时工作非常积极主动,当她看到老师忙不过来,尚有两位患者的出院带药未发放时,便主动将两位患者的家属分别叫至护士站发放出院带药,她认真地核对了药物名称和数量,可她忘记了最重要的一点,即核对患者姓名,且未告知带教老师再次核对,于是发放的药物被张冠李戴。1床、55床这两位患者诊断相似,出院带药种类基本相同,且数量一致,所幸的是1床患者家属发现口服药单患者姓名有误,且两位患者均未开始服药,主班护士查对后及时给予更正,未对患者造成不良后果。

【原因分析】

出院带药是患者药物治疗过程中的一个重要环节,是患者住院的延续治疗。患者可能患有多种疾病,接受多种药物治疗,而且病区出院患者多,临床护士在日常工作中,往往认为自己工作忙,实习护生发药只要嘱咐其认真查对就不会有安全问题,但出院带药这个环节对患者来说是关键环节,如果采取有效措施防止患者带走错发的药物,对确保患者用药安全、健康恢复和不良事件发生十分重要。通过本次事件的剖析,旨在了解出院带药发放流程是否合理,调查事件发生的各个环节,召开科室专题讨论会议,同时采用头脑风暴法,绘制鱼骨图,找出可能导致该不良事件发生的原因。科室人员经过认真分析,确定以下为主要原因(图1-1)。

【PDCA整改过程】

P:计划

1. 针对鱼骨图原因分析,科室成立专项小组,由护士长、护理小组长、护师等人员组成。专项小组的成员认为,主要从核心制度的落实、带教的规范性及相关操作流程的完善、制订相应措施等,加以防范类似事件的发生。

2. 通过团队的协作,共同完善出院带药发放的流程及规范临床护理带教工作。

3. 与药剂科、信息管理部、中央运输部沟通,打造多部门、多学科合作团队,理顺、完善发药流程。

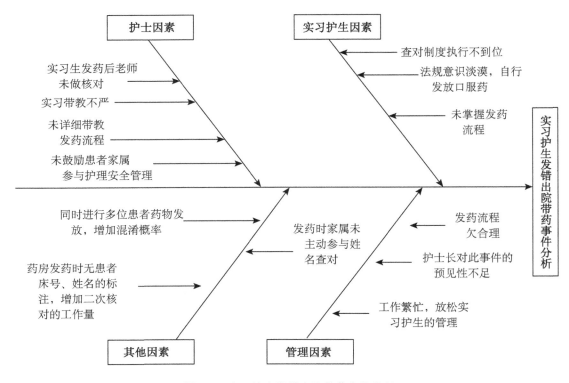

图 1-1　实习护生发错出院带药事件分析

D：执行

1. 落实制度，严格带教，提高服务质量

(1)严格学习护理相关核心制度，主要包括查对制度及口服药发放制度，并进行考核。

(2)严格带教规范，要求带教老师知晓并考核，做到放手不放眼。

(3)加大新入科实习护生培训力度，严禁实习护生在无带教老师指导下进行护理操作。

2. 优化流程(附件 1-1)，使工作方式贴近临床

(1)与药房沟通，完善出院带药相关明细。药房发药时，打印患者出院带药的详细信息，并将每个患者的出院带药分别放置、分别发放，切勿混淆。

(2)与信息管理部沟通，完善 PDA 扫码发药系统。

(3)中央运输部将出院患者的药物按人分别放置于小筐内，做到一人一筐。

(4)杜绝护士将多位出院患者口服药攒在一起同时发放，药房送来药后及时一人一单核对发放。

(5)更改发药流程，由主班护士核对，责任护士发放，做到双核对。

3. 培养安全管理意识，确保医疗安全

(1)学习十大安全目标，增强科室人员、实习护生安全管理意识，将安全目标融入工作过程中。

(2)鼓励患者、家属主动参与查对，在发药明细的姓名处确认签字。

C：检查

经过持续检查、抽查及反馈信息收集，发错出院带药事件及带教不规范问题引起了全科人

员高度重视,经过流程改进和培训考核,未再发生出院带药错发、漏发情况,实习护生按规定操作,患者满意度也大大提高。

1. 护理人员核心制度掌握到位并能够严格执行。

2. 与药房、中央运输部之间的工作衔接到位。

3. 主班护士进行发药单打印与服药说明的书写,责任护士按照发药单及时进行发放,防止过多药品积攒在护士站,引起混淆。

4. 实习护生带教规范,能够严格做到放手不放眼。

5. 出院带药发放严格落实双人核对。

6. 发药流程运行有序,效果良好。

2015 年 8 月,患者出院带药正确率得到明显提高,达到 92%,并继续呈现上升趋势(图 1-2)

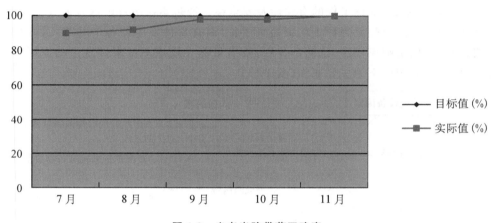

图 1-2　患者出院带药正确率

A:总结

1. 通过此次事件的追踪检查,本科室不断总结经验教训,完善制度,努力做好各项预防措施,并定期检查落实情况,避免类似事件的再次发生。

2. 出院带药的正确发放,关键在于核心制度的执行及落实。加强全科护士的培训,坚持多部门联合、共同参与的防范管理,为患者提供安全的就医环境。

(冷　敏　徐　虹　王声韵)

二、复岗护士发错出院带药

【事情经过】

医师下达 4 床患者崔某出院带药医嘱,12:15 出摆药单号 470、471,2 个摆药单号的药物一起发回病房。其中 471 摆药单为 4 床患者崔某的出院带药"兰索拉唑(达克普隆)",470 摆药单为医师下达的 36 床患者李某的取药医嘱"恩替卡韦分散片"。16:00 责任护士(复岗人员)未与主班护士核对出院带药,将 4 床患者崔某的出院带药"兰索拉唑"及 36 床患者李某的"恩替卡韦分散片"一同发放到 4 床患者崔某手中,且责任护士发放出院带药时没有打印出院带药的摆药单,仅携带药房发药时的发药单发放出院带药,也未逐盒与患者核对药物,讲解服药的方法和注意事项。次日 10:00 发现 36 床患者李某未发口服药,询问当日值班人员后发现 36 床患者李某的口服药发给出院患者 4 床崔某,立即询问崔某是否已经口服"恩替卡韦分散片",崔某及其家属确认未服用,向崔某及其家属道歉,讲明事情发生的原因,崔某及其家属表示理解,询问崔某的住址,到崔某家中完整地将药物取回,未对崔某造成不良后果。

【原因分析】

我国《安全生产法》第十九条对安全教育的有关规定中指出:从业人员在本生产经营单位内调整工作岗位或离岗 1 年以上重新上岗时,应当重新接受车间(工段、区、队)和班组级的安全培训。鉴于护理工作的特殊性,我院规定复岗培训护理人员范围:因休病假、事假、产假、探亲假,以及陪护假或外出学习、考察等脱离工作岗位连续 90 天及以上的护理人员。复岗护理人员应在规定时限内,由导师进行一对一培训,尽快掌握离岗期间新制度、新技术、新流程等,以适应临床工作的需要,保证工作的有序性及安全性。通过本次事件的深入调查,旨在了解出院带药发放过程是否合理、复岗护士培训是否到位,调查事件发生的各个环节,召开科室专题讨论会议,同时采用头脑风暴法,绘制鱼骨图,找出可能导致该不良事件发生的原因。科室人员经过认真分析,确定以下为主要原因(图 1-3)。

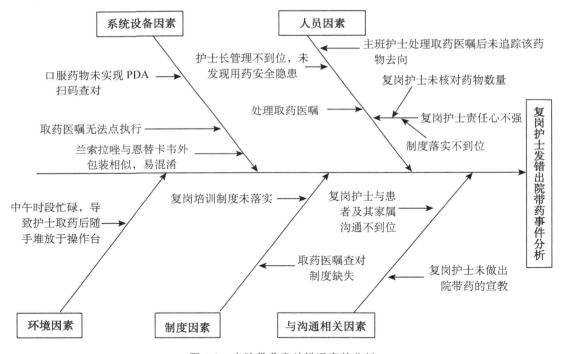

图 1-3 出院带药发放错误事件分析

【PDCA 整改过程】

P:计划

1. 针对鱼骨图原因分析,科室成立专项小组,由护士长、护理小组长、护师等人员组成。专项小组的成员认为,本次事件主要责任是复岗护士问题。

2. 通过团队讨论,科室根据《护理部复岗培训制度》制定了科室复岗培训制度,要求本科室外出轮训和进修学习的护士归岗后,应尽快熟悉科室工作流程,掌握科室新修订的制度和流程,并进行考核,考核合格后方可单独值班。

3. 将临床存在的出院带药无法进行 PDA 扫码、存在查对隐患的情况反馈给护理部,护理部与计算机中心共同改进 HIS 系统中取药医嘱无床号、姓名的系统缺陷。

D:执行

1. 强化查对制度的培训落实,持续督导核心制度的执行

(1)严格按照护理部制定的护理安全教育计划,进行查对制度专项学习,并将该制度考核列为月计划考试内容,每季度进行专项考试 1 次。

(2)护士长及一级质控员加强质控督导。

2. 制定并落实本科室复岗培训制度

(1)根据护理部制定的复岗培训制度,凡外出学习、轮训、进修、请病事假等原因不在岗 3 个月者,护士归岗后均列入待培训人员,尽快熟悉护理工作流程。结合本科室专业特点和护理风险点,制定切实可行的复岗培训制度。

(2)严格执行复岗培训计划,一对一带教,要求参加复岗培训人员掌握各项核心规章制度,熟悉医院及科室新修订的各项流程,并进行专项理论及操作考试,考试合格后方可单独值班。

3. 关于 HIS 工作站有待优化的程序上报护理部,及时优化 HIS 系统功能

(1)HIS 系统中出院带药、摆药单明细需增加患者床号、姓名、住院号等信息,便于临床护士查对。

(2)出院带药单增加发药贴打印功能。

(3)护士在发放出院带药时除人工查对外,增加 PDA 扫码查对确认执行功能。

4. 护士长根据环节相关因素及时反馈给护理部,并向药房等科室提出优化出院带药的流程建议

(1)与药房沟通,发放出院带药时,每个患者的药物根据明细单独打包,病房护士接到药物后避免二次分拣,只需逐一核对。

(2)每个打包药物包含 1 个摆药单明细,来药时一人一单。

5. 修订出院带药发放流程(附件 1-1)。

C:检查

经过持续检查、抽查及反馈信息收集,错误发放药物事件引起了全科人员高度重视,经过流程改进和培训考核,未再发生药物错发、漏发情况。

1. 护理人员核心制度掌握到位并能够严格落实。

2. 与药房之间的工作衔接到位,每个患者根据明细单独打包,来药时一人一单。

3. 主班护士进行发药单、发药贴打印,责任护士按照发药单、发药贴及时进行发放,PDA 扫码执行双向查对。

4. 出院带药发放严格落实双人核对。出院带药单患者、护士双签字并保留 3 个月。

5. 护士发药流程运行有序,效果良好。

截至 2016 年 10 月,患者出院带药发放零差错,正确率为 100%,见图 1-4。

A:总结

1. 出院带药的正确发放,关键在于核心制度的执行及落实。

2. 复岗人员作为特殊培训群体,应进行复岗培训,尽快熟悉工作岗位。

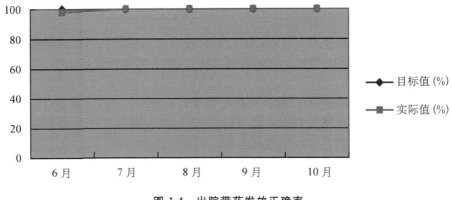

图 1-4　出院带药发放正确率

3. 加强全科护士的培训,坚持共同参与的防范管理,为患者提供安全的就医环境。

4. 工作中发现问题后及时提出合理化建议,优化 HIS 系统。

(赵显芝　王文娟　陈琼琼)

三、同一患者领取双份出院带药

【事情经过】

16 床患者李某,女,47 岁,"发热伴腰痛 20 天",以"腰椎感染"收入院。完善各项检查,经手术治疗,治愈出院。遵医嘱出院带药,包括塞利西卜(西乐葆)3 盒、骨康胶囊 3 盒、仙灵骨葆胶囊 3 盒。出院当天,另一患者 36 床臧某有相同的出院带药。主班护士用塑料袋分别放置两份出院带药,用圆珠笔在塑料袋上写着床号(字迹不清),未写患者姓名。结完账,16 床患者李某的儿子及丈夫先后到护士站领取出院带药,主班护士未仔细核对出院带药明细单,发给两名家属各一份出院带药,两名领药家属分别在出院带药明细单上签字确认,此时主班护士并未发现 16 床李某有两名家属签字领药。半小时后,36 床患者臧某家属来领出院带药时主班护士发现错误,立即电话通知 16 床患者李某,此时李某还未离开医院,家属表示理解并送回多领取的出院带药。

【原因分析】

通过本次事件的深入调查,旨在了解出院带药发错的根本原因,调查事件发生的各个环节,并与患者家属沟通,召开科室专题讨论会议,同时采用头脑风暴法,绘制鱼骨图,找出可能导致错误发生的原因。科室人员经过分析论证,确定以下为主要原因(图 1-5)。

【PDCA 整改过程】

P:计划

科室成立专项小组,由护士长、护理小组长、护师等人员组成。专项小组成员认为,主要从护士严格执行查对制度、明确出院带药标识、加强出院带药管理等几个方面制订相应对策。

D:执行

1. 护士长督导护士严格执行查对制度,加强护士责任心管理。

2. 通过团队协作,共同完善了出院带药发放流程(附件 1-1)。

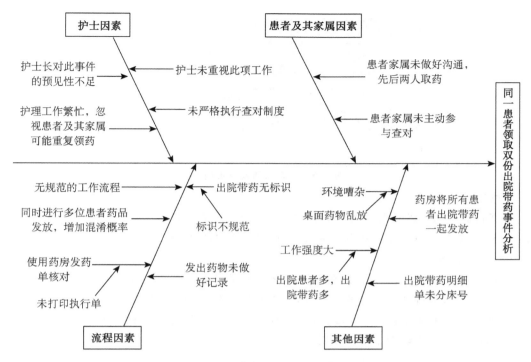

图 1-5 同一患者领取双份出院带药事件分析

  3. 由主班护士打印出院带药执行单,出院带药用塑料袋分别放置,并用马克笔写清床号、姓名,字迹清楚,明确标识。

  4. 出院带药摆放在专用药筐里,做到一人一筐。

  5. 发放口服药时,请家属主动参与查对,护士和家属双方查对确认无误后双签名,由家属带走。

  6. 与药房沟通,完善出院带药相关明细,药房发药时应打印出患者出院带药的详细信息,并将每个患者的出院带药分别放置、分别发放,切勿混淆。

  7. 杜绝给多位出院患者同时发放口服药,药房送来药后及时打印科室发药执行单,确保一人一单核对后发放,护患双签名。

  C:检查

  经过持续检查、抽查及反馈信息收集,发错药事件引起了全科人员高度重视,避免此类事件再次发生。

  1. 护理部监控并定期检查病区情况。

  2. 科室质控小组成员进行追踪检查,护士长作为第一责任人,负责追踪检查责任护士工作落实情况。

  3. 护士严格落实查对制度。

  4. 与药房之间的工作衔接到位,将患者出院带药分别打包放置,并打印出院带药详细信息。

  5. 护士发药流程运行有序,效果良好。出院带药发放正确率达到 100%,达到目标值,见图 1-6。

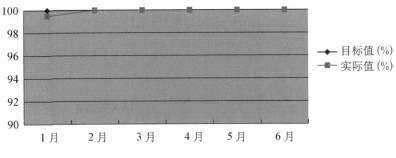

图 1-6　出院带药发放正确率

A:总结

1. 通过此次事件的追踪检查,本科室在出院带药发放管理中不断总结经验教训,完善制度,修订药物接收、核对、存放及发放流程,有效降低错误发生率。努力做好各项预防措施,并定期检查落实情况。

2. 若要降低错误发生率,关键在于护士查对制度的执行力度及慎独精神。加强全科护士核心制度的学习,坚持共同参与的防范管理,以确保出院带药及时准确发放。

3. 通过护理部与药房的协调,现药房已对出院带药发放方式进行整改,将患者出院带药分别打包放置,以便主班护士再次核对。

（王红梅　陈　凯）

四、药房误发出院带药

【事情经过】

患者,男,64 岁,出院带药医嘱为地塞米松 60 片,主班护士核对药物时发现药房误发成地高辛 60 片。护士发现错误后立即通知药房给予更换,未给患者造成不良影响,药房对主班护士表示感谢。

【原因分析】

通过本次事件的调查,旨在了解误发出院带药的原因和护理流程是否存在漏洞,调查事件发生的各个环节,召开科室讨论专题会议,绘制鱼骨图,找出导致误发出院带药的原因。通过本次事件的深入调查及科室人员的分析论证,确定以下为主要原因(图 1-7)。

【PDCA 整改过程】

P:计划

1. 科室成立专项小组,由护士长、护理小组长、护师等人员组成。专项小组成员认为,此类事件的发生警示在临床工作中必须做好药物查对,尤其在服药、注射、输液的每一个工作环节。护士需掌握科室常见药物的形状,能正确区分易混淆药物。对于存在疑问的药物,必须与药剂师沟通确认无误后,方可发放给患者,确保用药安全。

2. 杜绝因药物查对不严而给患者造成的伤害。

D:执行

1. 培养护士工作严谨性,护士是医嘱的最后执行者、把关者,任何操作都要细致认真,工作的各个环节都需要有严谨的态度。

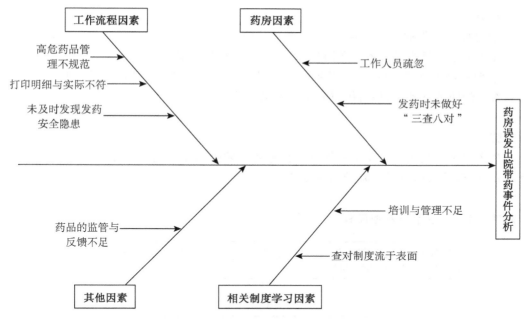

图 1-7　药房误发出院带药事件分析

2. 护士长对护士学习及掌握查对制度情况加强督导检查,查对制度及任何规章制度不能流于形式,必须脚踏实地去做。只有严格落实查对制度,才能杜绝护理差错的发生。

3. 加强对易混淆药品的监管,严格按照规章制度工作,科室加强对此类药品的管理和学习。外观易混淆的药品发放时必须双人核对,防止药品发放错误的发生。

4. 完善出院带药发放流程(附件 1-1)。

C:检查

经过检查、抽查及反馈信息收集,误发出院带药问题引起了全科人员高度重视,有效杜绝了此类事件的再次发生。

1. 严格监管并核查药房出院带药发放是否正确。

2. 护士严格遵守规章制度,把查对制度落到实处。

3. 加强护士的学习与培训,考核药物知识掌握情况。

经过科室与药房的共同努力,药房未再出现发错口服药物情况,达到目标值 100%,见图 1-8。

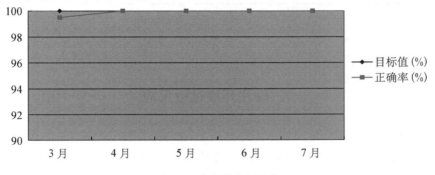

图 1-8　患者服药正确率

A:总结

1. 通过此次事件的追踪检查,本科室在药品的管理中不断总结经验教训,完善制度,杜绝不良事件的发生。努力做好各项预防措施,并定期稽查落实情况。

2. 若要杜绝不良事件的发生,关键在于对药品的管理及查对。加强全科护士的培训,坚持共同参与的防范管理,为患者提供安全的就医环境。

(李晓娟 刘 敏 潘月帅)

小结

本章案例 1 至案例 4 不良事件均发生在患者出院带药发放的过程中,针对发生的主要原因及主要环节,重新修订了出院带药发放流程。

附件 1-1 出院带药发放流程

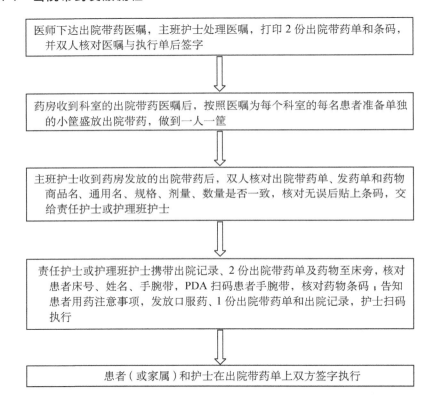

医师下达出院带药医嘱,主班护士处理医嘱,打印 2 份出院带药单和条码,并双人核对医嘱与执行单后签字

↓

药房收到科室的出院带药医嘱后,按照医嘱为每个科室的每名患者准备单独的小筐盛放出院带药,做到一人一筐

↓

主班护士收到药房发放的出院带药后,双人核对出院带药单、发药单和药物商品名、通用名、规格、剂量、数量是否一致,核对无误后贴上条码,交给责任护士或护理班护士

↓

责任护士或护理班护士携带出院记录、2 份出院带药单及药物至床旁,核对患者床号、姓名、手腕带,PDA 扫码患者手腕带,核对药物条码;告知患者用药注意事项,发放口服药、1 份出院带药单和出院记录,护士扫码执行

↓

患者(或家属)和护士在出院带药单上双方签字执行

(王 薇 修 红)

五、输注药液过敏反应

【事情经过】

某日 14:00,患者张某在神经内科门诊就诊后至成人注射室进行静脉输液。护士查看门诊病历无误后,于 14:16 遵医嘱给予患者生理盐水 100ml 加硫辛酸注射液(亚宝力舒)0.6g 静

脉滴注,并根据药物性质予以避光输注,14:52 该药滴入大约 60ml 时,患者颈部出现红疹,并伴有瘙痒。护士立即查看患者并给予停止静脉输液,更换生理盐水及输液器,同时通知医师,医师 14:53 到达。这时患者出现视物模糊、尿失禁并伴有呕吐,呕吐物为黄色胃内容物,量约 150ml。护士给患者测量血压为 120/80mmHg,体温 36.7℃,脉搏 84 次/分。立即将患者转入急诊科,急诊科医师给予对症处理,半小时后患者神志恢复正常,自述无不适症状,未对患者造成严重不良影响。

【原因分析】

药物过敏反应又称变态反应,是指有特异体质的患者使用某种药物后产生的不良反应。常表现为皮肤潮红、瘙痒、心悸、皮疹、呼吸困难,严重者可出现休克,甚至死亡。通过对本次事件的深入调查,旨在了解患者出现药物过敏反应的根本原因,调查事件发生的各个环节,并与家属进行积极沟通,科室召开专题讨论会议,同时采用头脑风暴法,绘制鱼骨图,找出可能导致患者出现药物过敏反应的原因。科室人员经过分析论证,确定以下为主要原因(图 1-9)。

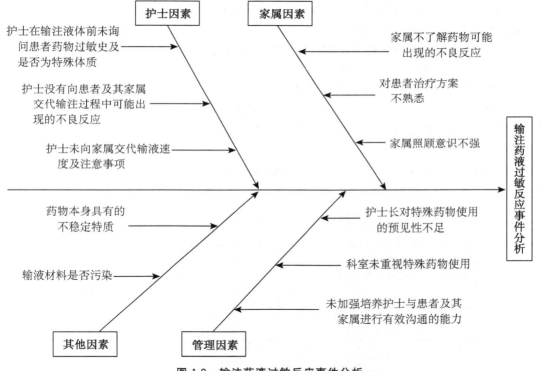

图 1-9　输注药液过敏反应事件分析

【PDCA 整改过程】

P:计划

科室成立专项小组,由护士长、护师、护士等人员组成,针对鱼骨图中的原因进行分析,认为本次药物过敏反应主要与药物种类及患者体质差异有关。小组成员认为,主要从特殊药物的学习、核心制度的落实、相关操作流程的完善及时与家属的有效沟通等方面制订相应措施。

D:执行

1. 落实制度,严格交接班,提高服务质量

(1)认真学习护理相关核心制度并严格执行,主要包括查对制度及交接班制度,并进行考核。

(2)用药前详细询问患者药物过敏史及是否为特殊体质,如为特殊体质患者,应及时通知医师,在用药过程中严密观察病情变化。并给予患者预警信息,使其知晓可能出现的不良反应。

(3)加强责任心,发现问题及时询问、及时解决。

(4)组织科室护士认真学习特殊药物使用注意事项。

(5)通过团队协作,共同完善了特殊药物输注流程(附件1-2)。

2. 培养安全管理意识,保障医疗安全

(1)学习患者十大安全目标,增强科室人员安全意识,将安全目标融入工作过程中。

(2)鼓励患者、家属主动参与医疗安全防范,护患共同记录药物执行时间及药物保存位置。

C:检查

经过持续检查、抽查及反馈信息收集,护士对于使用特殊药物加强巡视,做好医疗安全防范教育,能做到及时发现药物过敏反应。

1. 护士长每周抽查特殊药物使用过程中护士对药物知识的掌握情况。

2. 科室质控成员进行追踪检查,护士长作为第一责任人负责追踪检查责任护士是否加强巡视,对患者输液过程中出现的不良反应能否及时发现。

3. 积极与患者及其家属沟通,向其讲明药物使用过程中可能出现的不良反应。

4. 责任护士严格交接班,特殊患者、特殊药物重点交接,预防薄弱环节、薄弱时间段出现突发事件。

经过全科人员共同努力,科室未再出现输注药液过敏反应事件,达到目标值100%,见图1-10。

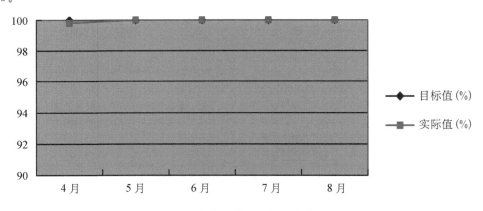

图1-10 患者输注药液过敏反应未发生率

A:总结

1. 通过这次事件我们对特殊药物输注过程加强巡视,密切观察不良反应,提前询问过敏史及不良反应史,并给予预警信息,使患者及其家属对特殊药物使用过程中存在的风险有客观认识。

2. 加强全科护士培训,坚持共同参与的防范管理,引起全科护士的足够重视,减少药物相关性不良反应的发生，为患者提供安全的就医环境。

附件 1-2 特殊药物输注流程

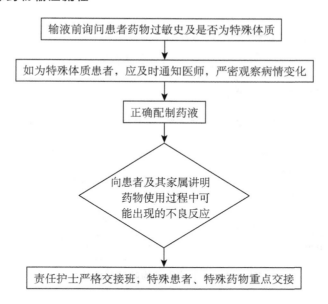

（杨秀伟 孟蓬飞 吴 越 修 红）

六、皮下注射药物喷溅

【事情经过】

患儿，女，8岁，因性早熟就诊于我院。9:50张护士遵医嘱给予醋酸亮丙瑞林微球（博恩诺康）皮下注射治疗。此药物用专用溶媒溶解后为油剂乳状混悬液，药物黏稠、混悬。张护士溶药后更换7号针头注射器，注射两次均因为针头堵塞注射失败。第3次更换针头并换由刘护士注射，刘护士进针后推药时药物自针栓针头连接处喷出，损失约1ml药液（共2ml）。由于此药物价格昂贵（1980元/支），患儿家长表示不满，后经主治医师与患儿家长沟通，将剩余药物皮下注入。

【原因分析】

目前皮下和肌内注射药物中，油剂混悬注射液所占比例在国内文献中尚无具体报道。根据我科目前统计占5%左右。通过本次事件的深入调查，旨在了解皮下注射药物喷溅的根本原因，调查事件发生的各个环节，并与患儿家长沟通，召开科室专题讨论会议，同时采用头脑风暴法，绘制鱼骨图，找出可能导致药物喷溅事件发生的原因。科室人员经过分析讨论，确定以下为主要原因（图1-11）。

【PDCA整改过程】

P：计划

1. 科室由护士长和主管护师组成专项调查讨论小组。

2. 召开科室专题会议，讨论研究皮下注射药物喷溅的主要原因。

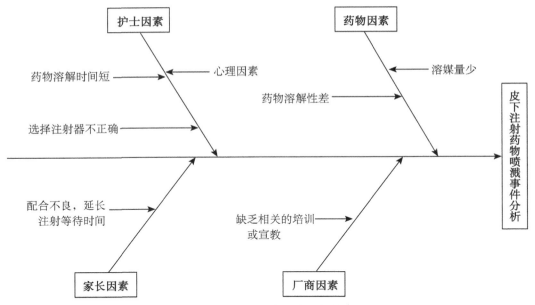

图 1-11　皮下注射药物喷溅事件分析

3. 学习此类药物的相关知识,根据药物性质和喷溅发生的主要原因及重点环节,组织相关人员进行培训学习。

4. 严格按培训要求实施,并检查改进效果。

5. 将此类药物注射方法规范化。

D:执行

1. 通过查看说明书、网上检索和查阅相关文献等各种方式,了解、学习此类药物的相关知识。

2. 通过药房与厂家沟通,请厂家针对此类药物的性质和使用注意事项组织科室护士进行相关培训。

3. 对患儿的合作程度进行充分评估,对药物注射过程中可能存在的风险问题向患儿家长说明,进行积极有效沟通。在药物充分溶解前请患儿家长协助护士做好患儿的注射准备,药物溶解后能够立即注射,尽量缩短溶解后药物在注射器内的留置时间,防止凝结加厚。

4. 根据药物性质选择合适的注射器,因为溶媒浓度过高,应给予充分的时间溶解,注射前更换新的针头,一次性注入。

5. 注射过程中如遇推注困难,必须更换针头和注射部位重新注射,不能强行注入。

6. 护士长检查落实情况并做阶段性总结。

C:检查

通过不断的学习和改进,到目前为止再无此类药物喷溅事件发生。

1. 检查此类药物溶解过程符合规定。

2. 能在注射前与患儿家长和患儿关于配合问题充分沟通。

3. 注射器的选择及注射方法正确。

混悬药物注射流程修订后(附件 1-3),混悬药物一次性注射成功率达到 100%,注射效果满意,见图 1-12。

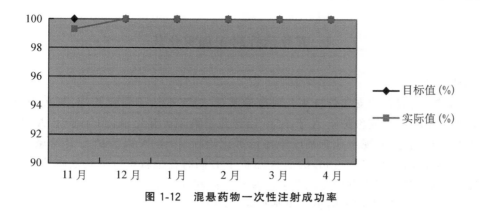

图 1-12　混悬药物一次性注射成功率

A：总结

1. 通过此次事件，我们总结了发生注射药物喷溅的主要原因是护士对醋酸亮丙瑞林微球的药物性状不了解、注射器针头选择不正确、注射器连接不紧密、护士操作不规范等。通过改进，本科室在患儿的各种注射中不断总结经验教训，完善各环节，提高自身技术水平，杜绝此类事件再次发生。

2. 制订此类药物和相似药物注射统计表，注明药名、剂量、用法、注射时间、注射部位和选择的注射器型号，以便更好地追踪调查。

附件 1-3　混悬药物注射流程

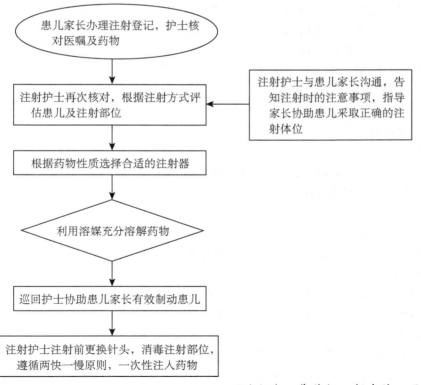

（刘小臻　曹苏红　胡志洁　王　薇）

七、雾化治疗时未加雾化药

【事情经过】

患儿,李某,因喘息性支气管炎来儿科急诊就诊,遵医嘱给予雾化治疗,频次为连用两次,间隔时间为 1 小时。大夜班护士 A 于 3:30 给患儿做第 1 次雾化,4:30 当护士 A 准备给患儿李某做第 2 次雾化时,发现患儿李某已经在行雾化治疗,护士 A 以为护士 B 给患儿李某加了雾化药物,未再询问。3:35~4:30,护士 A 与护士 B 同时在抢救室抢救其他患儿,等两名护士抢救患儿结束后,在治疗室发现患儿李某的雾化治疗单未执行签字,雾化药物仍在治疗盘内,互相询问后发现两名护士均未给患儿李某行雾化治疗。经核实,值班医师告诉护士,患儿家长要求做雾化,她看护士忙,以为药已经加好,就打开了雾化机。由于上次雾化时患儿哭闹不配合,雾化罐内残留少量药液,医师打开雾化机时仍可见喷雾出现,致使护士 A 看到患儿当时正在雾化治疗。此时,患儿李某已经离院。值班护士电话联系患儿家长,询问患儿情况,家长诉患儿喘息明显减轻,值班医师通过电话向患儿家长解释沟通,并询问患儿病情后建议在当地可继续行雾化治疗。

【原因分析】

雾化吸入疗法是用专门的雾化装置将药物分散成悬浮于气体中的雾粒或微粒,通过吸入的方式使药物沉积于呼吸道和(或)肺部以治疗疾病的方法。雾化吸入是儿科常用治疗方式。在急诊儿科,雾化器属于专人使用物品,药物配制好由家长持有雾化器协助患儿进行雾化治疗,结束后由护士消毒雾化面罩,由家长自行保管备用。急诊儿科需雾化治疗的患儿,常规用药时间为间隔 15 分钟至 1 小时后继续用药。通过本次事件的深入调查,召开科室专题讨论会议,旨在了解患儿行雾化治疗时未加药事件的各个环节,为了更好的提高急诊患儿治疗及护理的连续性和安全性,减少因交接不清或沟通不到位等因素造成的重复用药或漏用药情况,采用头脑风暴法,绘制鱼骨图,找出可能导致该不良事件发生的原因。科室人员经过认真分析,确定以下为主要原因(图 1-13)。

【PDCA 整改过程】

P:计划

1. 根据鱼骨图分析,我科实行分层次质量管理,从护士长－领班－护士逐层落实,健全科室护理质量监控体系,明确职责。

2. 制订对策

(1)规章制度方面

①严格执行交接班制度,特别是对患儿的特殊治疗及护理,护士与护士、护士与医师均要做好交接与沟通。

②各项操作按照执行单执行。所有用药须打印执行单并且特殊用法要备注。医师、护士在执行任何操作时需携带执行单,以免造成错误。

(2)工作流程方面

①做好沟通,落实责任制护理,对于责任护士负责的工作,另一名护士"帮忙"前需提前与责任护士沟通。特殊用药及特殊用法,责任护士需要标注好,并且与患儿家长做好解释沟通。

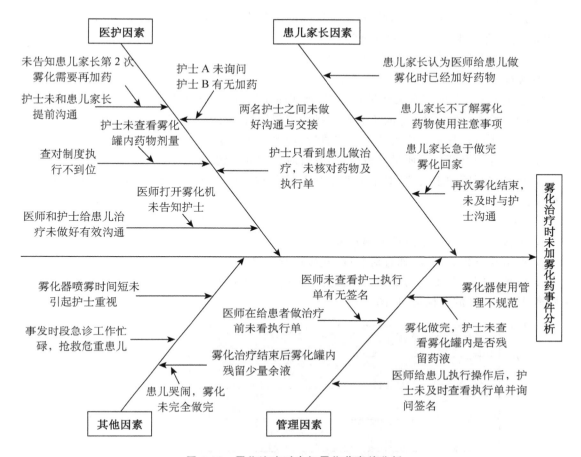

图 1-13　雾化治疗时未加雾化药事件分析

②医护共同参与患儿交接班,便于了解患儿病情及治疗。

③护士查看患儿时,认真查对,对于有疑问治疗及时查找原因。

④加强健康宣教,有雾化治疗的患儿,对其家长及时讲解雾化治疗的方法及作用,鼓励患儿家长参与患儿的治疗与护理。

3. 确定目标。全科护理人员对所制订的计划进行可行性讨论,降低护理安全不良事件发生率、护理差错发生率及护患纠纷发生率,使药物正确使用率在 100%。

D:执行

1. 每月进行一次专业知识培训,开展用药安全专题讨论,人人参与安全管理。用药安全管理不仅仅包括患儿的输液治疗,还包括雾化、口服、纳肛等用药。

2. 双人查对患儿的医嘱及药液,准确无误后打印执行单,护士用药前必须再次查对药物、雾化器和执行单,并确保药物配制完好。

3. 雾化治疗时,护士及时巡视,观察患儿用药反应及雾化器出雾情况。对于哭闹不配合的患儿,如需暂停雾化,需告知医师,并安抚患儿后继续当次雾化治疗,直至雾化面罩不再出雾,且查看雾化罐内无残留药物。对于连续雾化用药的患儿,告知其家长用药方法,并告知其家长每次雾化前都需要加入雾化药物。

4. 加强医护、护护、护患沟通,对于有疑问的医嘱或者治疗,护士及时和医师核对,查找原因,及时发现治疗过程中存在的安全隐患。

5. 完善小儿用药核对执行流程(附件1-4)。

C:检查

科室每周对患儿的安全用药进行检查,查找在用药过程中存在的问题。

1. 护士长作为管理者,全面负责科室各项护理质量,并进行不定时检查。

2. 小组成员每月定期检查各项护理质量,确保用药安全。

3. 每月定期召开护理质量分析会议,及时对存在的问题进行探讨和改进。

4. 每月召开医护组会议,对于患儿治疗及护理过程中存在的问题及时和医师沟通,并及时整改。

结果如下。

1. 全科护理人员安全意识大幅提升。

2. 严格执行核心制度,如查对制度、交接班制度等。

3. 医护共同参与患儿的交接,并对患儿特殊治疗及用药有持续观察记录。患儿药物使用正确率达到100%的目标值,见图1-14。

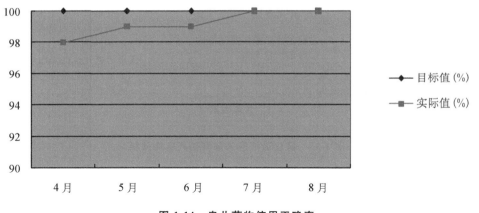

图 1-14 患儿药物使用正确率

A:总结

1. 通过此次事件的追踪检查,本科室不断总结经验教训,完善制度,努力做好各项预防措施,并定期检查落实情况,避免类似事件的再次发生。

2. 患儿用药的正确性,关键在于核心制度的执行及落实。加强全科护士的培训,与医师及时沟通,增强用药的安全管理,鼓励患儿家长参与患儿用药核对,为患儿提供安全的就医环境。

附件 1-4　小儿用药核对执行流程

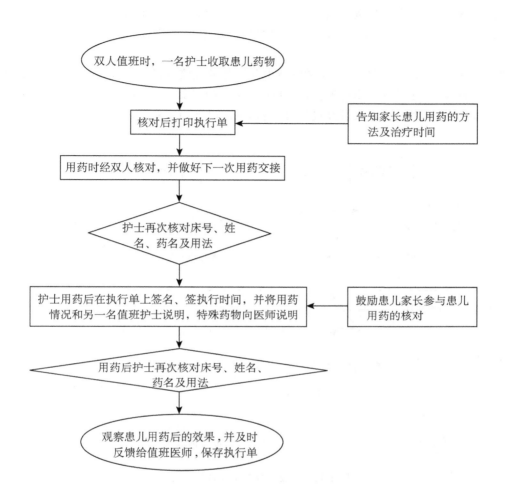

（张　娟　黄文静　郭小婧）

八、药物剂量计算错误

【事情经过】

某日 1:00,新生儿监护室小夜班责任护士遵医嘱给予患儿静脉泵入人血白蛋白 3.5g,速度为 7ml/h。大夜班护士接班时只核对了药物名称,未核对微量泵内剩余药液剂量。3:00 时大夜班护士巡视过程中发现人血白蛋白液体抽取剂量不正确,经核对 3.5g 人血白蛋白为 17.5ml,当时微量泵内所剩液体量为 19ml,立即联系已下班的小夜班护士,小夜班护士诉说抽取了 35ml 的人血白蛋白。大夜班护士立即弃去多余的人血白蛋白液体。所幸未给患儿多输注体内,未造成人身伤害。

【原因分析】

新生儿科夜间每个监护室内只有 1 名护士看护患儿,打印执行单后与其他监护室内护士只在操作前核对了药液质量及克数剂量,抽取药液后未再次核对抽取的剂量,存在一定安全隐患。

通过本次事件的深入调查,旨在了解新生儿液体输注流程是否合理,调查事件发生的各个环节,查找原因,召开科室专题讨论会议,同时采用头脑风暴法,绘制鱼骨图,找出可能导致该不良事件发生的原因。科室人员经过认真分析,确定以下为主要原因,见图 1-15。

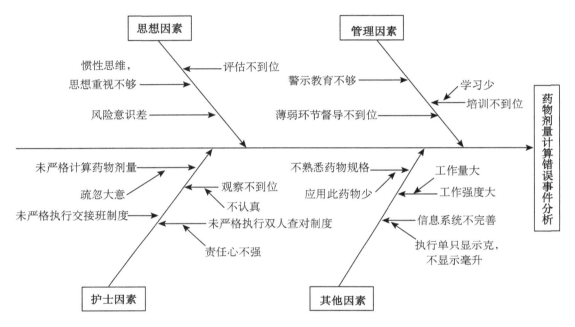

图 1-15　药物剂量计算错误事件分析

【PDCA 整改过程】

P:计划

1. 实行分层次质量管理,从护士长－领班护士－护士逐层落实,健全科室护理质量监控体系,明确职责。

2. 召集全科护理人员对所制订的计划进行可行性讨论,降低护理用药安全不良事件的发生率、护理差错发生率。

D:执行

1. 严格执行规章制度

(1)严格执行查对制度,收药护士做好第一关查对,查对床号、姓名、药名、浓度、剂量、用法、时间及有效期,所有药物的有效期处要用签字笔打钩。输液时确保输液材料及药液的安全,做到接药、配药、输液、更换液体时双人核对,输液后及时巡视、观察。

(2)双人查对医嘱及药液无误后打印执行单,再次查对药物。对于执行单只显示克数,不显示毫升的,双人核对后书写于执行单上,无误后严格按无菌操作予以配制药液;在更换液体和进行静脉输液时均要严格执行无菌操作。

（3）认真执行交接班制度,不能让交接班流于形式,口头、书面、床边交班同时进行,交接班时必须严格按照要求交代清楚患儿的各项治疗和护理。

2. 落实工作流程,不只是流于形式

（1）提高对查对制度的思想认识,彻底杜绝"三查八对"制度实施不到位、只做到部分查对或者查对不全的现象。

（2）加强管理,每月进行一次专业知识培训,开展输液安全专题讨论,使护理人员转变观念,人人重视,人人参与安全管理,尤其重视对药物剂量的换算。

（3）输液操作时严格执行 PDA 静脉输液的操作流程（附件 1-5）。

3. 其他方面　与信息中心联系,建议医师在使用电脑 HIS 系统输入医嘱时,药物应有克数、毫升数两种剂量。

C:检查

经每周、每月持续检查和不定期抽查及反馈信息收集,以及每周对静脉输液进行的专项督导,药物剂量计算错误事件引起了全科人员高度重视,经过流程再造和培训,未再发生药物剂量计算错误情况。

1. 全科护理人员安全意识大幅提升,严格计算药物剂量。

2. 严格执行核心制度,如查对制度、交接班制度等。

3. 护士使用 PDA 静脉输液依从性提高。

4. 严格执行消毒隔离制度,操作流程规范。

A:总结

1. 通过此次事件的追踪检查,每月召开一次输液安全会议,汇总检查结果,总结经验,汲取教训,找出问题的解决方案,并确定实施标准,完善管理体系,以便进一步提高护理质量,并作为下一个 PDCA 循环的实施依据,避免类似事件的再次发生。

2. 药物剂量的正确计算,关键在于核心制度的执行及落实。加强全科护士的培训,坚持共同参与的防范管理,为患儿提供安全的就医环境。

结果表明,护理人员要有高度的责任心、慎独精神和熟练的操作技术,严格按照规章制度和操作规程进行各项操作,增强安全和法律意识,能有效减少输液的安全隐患。

附件 1-5　小儿 PDA 静脉输液流程

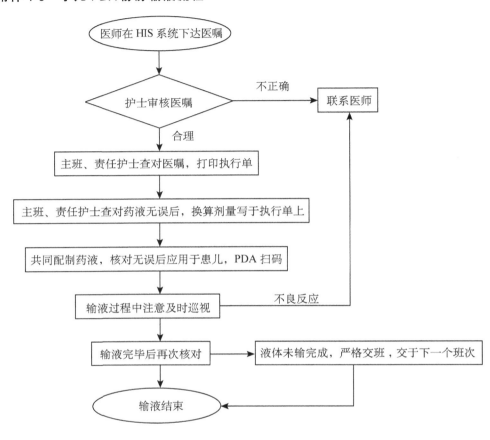

（邵　　惠　　魏丽丽）

九、未按要求服用导泻药

【事情经过】

某日，患者郭某因经常腹痛到内镜室预约肠镜检查。患者在药房取药后返回到预约登记处，由预约登记处护士向患者详细讲解肠道准备的注意事项及药物的服用方法，当时患者表示理解。但是患者回到家后完全忘记了药物的服用方法，再看服药单时已无法看懂，服用导泻药时未按要求规范服用，导致肠镜检查当日出现肠道准备不佳。患者主动联系护士，护士上报护士长，联系综合治疗室，遵医嘱给予患者清洁灌肠，于预约当日上午顺利完成检查。

【原因分析】

结肠镜检查作为目前诊断和治疗结肠、直肠疾病的首选检查及重要手段，其价值及重要性日益增加，而结肠镜检查的成功与否和术前肠道清洁准备是否充分密切相关，且肠道准备的质量在很大程度上影响结肠镜诊断的准确性及治疗的安全性。门诊患者因个体因素不同,经常会出现肠道准备不充分,影响检查质量。通过本次事件的深入调查,旨在了解患者未按要求服用导泻药的原因,调查事件发生的各个环节,并与患者沟通,召开科室专题讨论会议,同时采用头脑风暴法,绘制鱼骨图,找出可能导致患者未按要求服用导泻药的原因。科室人员经过分析论证,确定以下为主要原因(图 1-16)。

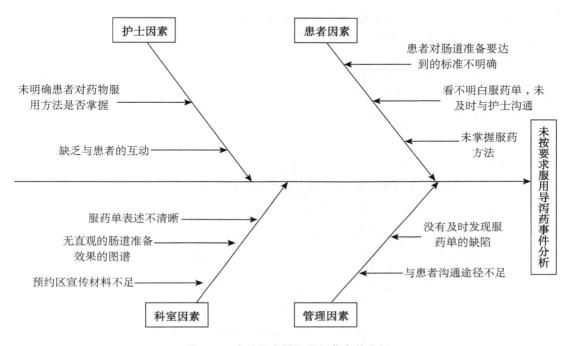

图 1-16　未按要求服用导泻药事件分析

【PDCA 整改过程】

P:计划

1. 科室成立专项小组,由护士长、质控组成员组成。专项小组成员认为,主要从改善服药单设置开始,将 4 种服药方法分别制订印刷,根据患者服用药物的种类给予相应药物的服药单,避免表述不清。

2. 根据患者的个人因素,让患者以自己的理解讲述服药方法,由护士确认信息是否正确。

3. 从加强与患者沟通时的互动、增加及改进宣传材料、借助医院 24 小时热线等几个方面制订相应对策。

D:执行

1. 对全科护士进行肠道检查准备注意事项的培训,要求全员掌握肠镜检查患者药物的服用方法。

2. 规范并重新制定了新的服药单,每张服药单只有一种服药方法。将服药单印刷为彩色,且增加马桶图,让患者对肠道准备效果有更加直观的判断。

3. 加强与患者的沟通,了解患者的困难,让患者主动表述服药单内容。

4. 检查患者及其家属对肠镜检查时肠道准备的注意事项及药物服用方法的了解情况。

5. 护士长定期了解肠镜检查患者的肠道准备情况,并与患者沟通,梳理流程中存在的问题。

6. 增加预约区宣传展板,便于患者阅读。

7. 加强与96166医院热线的互动,将具体方法告知热线工作人员,可利于夜间进行问题解答。并及时与热线工作人员沟通,统计涉及肠道准备的问题,便于改进。

8. 修订了患者肠镜检查预约准备流程(附件1-6)

C:检查

1. 经过持续检查、抽查及反馈信息收集,患者肠镜检查时的肠道准备情况引起了全科人员高度重视,提高了肠道准备的满意度(图1-17)。

2. 患者对肠道准备方法的掌握程度明显提高。

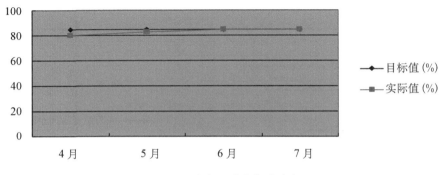

图 1-17 患者肠道准备清洁率

A:总结

1. 科室质控小组成员进行追踪检查,患者的肠道准备情况明显改善,医护人员及患者的满意度均提高。

2. 科室工作效率提高。

3. 因肠道准备不当造成的内镜洗消成本支出降低。

附件 1-6　肠镜检查预约准备流程

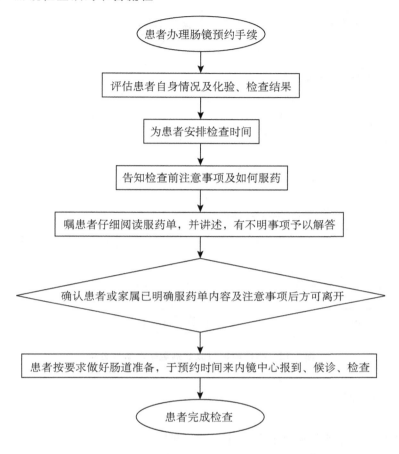

（宋　文　薛　丽　李环廷）

十、门诊患者口服药剂量错误

【事情经过】

患者，男性，48 岁，因"头晕"到神经科门诊就诊。查电解质示血钾 2.8mmol/L，医师开具 10％枸橼酸钾口服（一日 3 次，10ml/次，即刻口服）及住院。患者取"枸橼酸钾口服液"后，在等待家属办理住院手续时，见瓶签上写有口服液，遂自行 1 次服完。待到病房住院后，值班护士发现患者在门诊自行服药剂量错误，立即通知主管医师查看患者，嘱其多饮水，患者未述不适，复查血钾在正常范围内。对此事家属及患者表示理解，且未对患者造成不良后果。

【原因分析】

血钾正常值是 3.5～5.3mmol/L。2.8mmol/L 是低血钾，低血钾会引起心律失常、骨骼肌无力、腹胀等症状，需要及时纠正。通过本次事件的深入调查，旨在了解患者服用 10％枸橼酸钾剂量错误的原因，调查事件发生的各个环节，并与家属沟通，召开科室专题讨论会议，绘制鱼骨图,找出可能发生的原因。科室人员经过分析论证,确定以下为主要原因(图 1-18)。

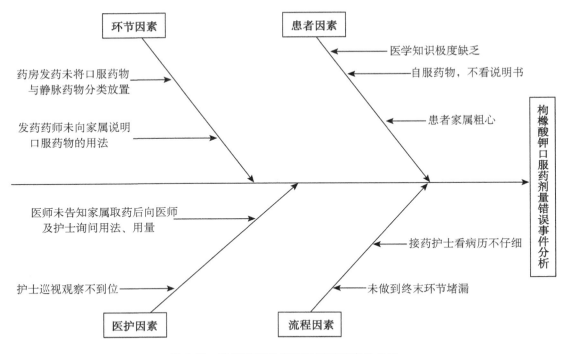

图 1-18　枸橼酸钾口服药剂量错误事件分析

【PDCA 整改过程】

P:计划

1. 组建口服药剂量错误专项小组,由护士长、副护士长、质控小组成员等人员组成。专项小组成员认为,主要从口服药发放的环节、护士对药物的查对、对患者及其家属的宣教等几个方面制订相应对策。

2. 明确规定口服药必须由护士核对后发放给患者服用,防止误服事件的发生。

D:执行

1. 组织全科护士讨论事件发生的关键点并引起重视、制定出门诊科室口服药发放流程(附件 1-7)。

2. 加强口服药物的管理,提高医、护、患对口服药的重视。医师开具药物后告知家属在取回口服药后交予分诊护士,由分诊护士告知患者家属口服药用量、用法;药房发放口服药时与静脉用药分开,并向家属说明用法;护士收到口服药后仔细核对病历,向患者及其家属再次说明口服药的用量、服用时间等。护士协助患者将口服药物正确服下,分诊护士加强巡视,及时解答患者及其家属的问题。

3. 分诊护士加强用药安全知识的学习,掌握药物的药理作用、服用方法等。

4. 分诊护士加强巡视,及时解答患者及其家属关于用药方面的问题,发现并纠正患者及其家属的不正确服药行为。

5. 护士长定期督查分诊护士口服药发放流程执行情况。

C:检查

经过持续检查、抽查及反馈信息收集,护士认真落实口服药发放流程,履行职责。

1. 科室质控小组成员进行追踪检查,护士长作为第一责任人负责追踪检查责任护士工作落实情况。

2. 加强分诊护士巡视的有效性。

3. 分诊护士严格交接班,正确指导患者用药。

4. 加强对护士的培训指导,做好患者及其家属的健康教育工作。

经过整改及全科护士共同努力,科室就诊患者服药剂量错误现象未再发生,服药正确率达100%,见图1-19。

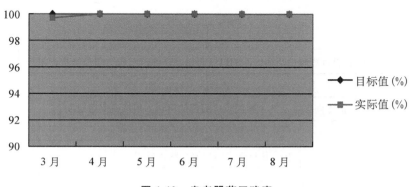

图 1-19　患者服药正确率

A:总结

1. 通过此次事件的追踪检查,本科室在口服药发放操作管理中不断总结经验教训,完善制度,杜绝由于护士责任心不强引发的操作方面的不良事件。努力做好各项预防措施,并定期检查落实情况。

2. 加强全科护士的培训,共同参与,防止发生口服药服用剂量错误。

3. 护士履行职责,认真做好三查八对,无口服药服用剂量错误、漏服现象发生。

附件 1-7　门诊科室口服药发放流程

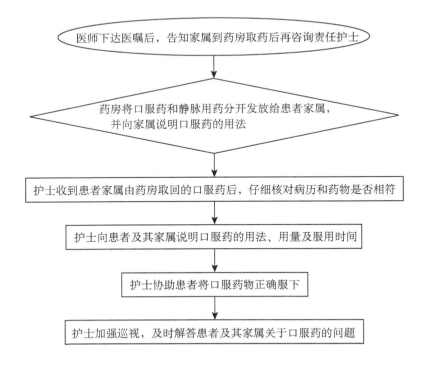

医师下达医嘱后，告知家属到药房取药后再咨询责任护士

↓

药房将口服药和静脉用药分开发放给患者家属，并向家属说明口服药的用法

↓

护士收到患者家属由药房取回的口服药后，仔细核对病历和药物是否相符

↓

护士向患者及其家属说明口服药的用法、用量及服用时间

↓

护士协助患者将口服药物正确服下

↓

护士加强巡视，及时解答患者及其家属关于口服药的问题

（冯　英　张　璐　李环廷）

十一、住院患者口服药剂量错误

【事情经过】

患者,老年女性,因哮喘病史间断服用氨茶碱,入院时自带茶碱缓释片 1 盒,14:00 入院。16:00 自行服药时因一时疏忽误服茶碱缓释片 12 片,严重超出正常服用剂量,患者服药后自己立即发现错服,告知值班护士,值班护士指导并协助患者催吐,遵医嘱给予洗胃及胃肠减压。患者生命体征平稳,患者及其家属对护士的及时处理表示满意。

【原因分析】

服药错误事件发生,主要原因是对新入院患者宣教不到位而导致患者不熟悉医院的工作流程,不知晓患者每餐所服药物均由住院药房统一摆药、统一发放。其次在患者入院时责任护士应告知不能私自服用自带药,主治医师及责任护士应详细询问患者的既往史和在家所服药物,并告知患者住院期间由医院发药。

茶碱缓释片成人或 12 岁以上儿童,起始剂量为 0.1～0.2g(1～2 片),一日 2 次。茶碱的毒性常出现在血清浓度为 15～20μg/ml,特别是在治疗开始,早期多见的有恶心、呕吐、易激动、失眠等;当血清浓度超过 20μg/ml,可出现心动过速、心律失常;血清中茶碱浓度超过

$40\mu g/ml$,可出现发热、失水、惊厥等症状,严重的甚至呼吸、心搏停止致死。

　　本次事件是一次严重的用药过量事件。通过本次事件的深入调查,科室召开专题讨论会议,绘制鱼骨图,找出发生患者口服药剂量错误的原因,主要有以下几方面(图 1-20)。

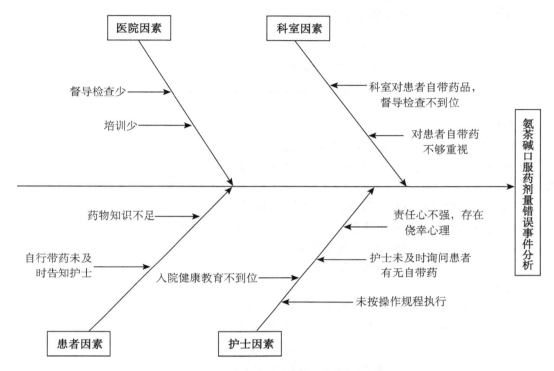

图 1-20　氨茶碱口服药剂量错误事件分析

【PDCA 整改过程】

P:计划

　　科室成立质量管理专项小组,由副主任医师、主治医师、责任护士,以及高年资护师共 7 名人员组成,根据上述鱼骨图原因分析,专项小组成员经讨论决定主要从以下方面来制订防范措施。

　　1. 加强护士责任心,做好入院宣教。

　　2. 主治医师应详细询问患者情况,掌握患者既往史及所服药物情况。

　　3. 加强住院患者安全教育指导。

　　4. 加强督导检查,评价整改效果。

　　专项小组成员共同参与制订提高服药正确率监控计划,见表 1-1。

表 1-1　提高服药正确率监控计划

指标名称	患者口服药正确率
预期目标	住院患者服药正确率≥99.9%
计算公式	口服药正确例数/同一时间范围内住院患者服药总例数×100%
监测的时间范围	即日起,半年时间
评估频率	每月
资料收集方法	病区即时上报
样本量	所有口服药物治疗患者
监测区域	全科

D:执行

明确各医护人员岗位职责,落实相关预防措施。

1. 所有患者入院当天做好健康宣教,告知患者口服药由医院每餐统一发放,杜绝自带药现象。

2. 收集患者的自备药统一管理,并根据医嘱每餐发放。

3. 主治医师做好患者病情掌握,详细了解患者既往病史及服药情况。

4. 严格执行医院相关规定,做到患者服药时护士看服到口。

5. 完善了住院患者服药流程(附件 1-8)。

C:检查

经过整改及全科医护人员共同努力,科室住院患者未再发生服错药物剂量现象,患者自备药使用情况已明显改善。服药准确率保持在 100%,见图 1-21。

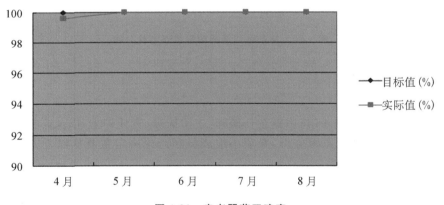

图 1-21　患者服药正确率

A:总结

1. 把"提高住院患者服药正确率"作为医护人员日常工作的量化考核标准,纳入科室绩效考核管理。

2. 加强科室培训力度,特别是年轻护士,提高安全意识。

3. 制订"提高住院患者服药正确率实施措施"培训计划,认真执行。

4. 全员参与继续努力,将工作制度化、严格化、常态化。进一步提高患者的安全,杜绝服药剂量错误事件的发生。

附件 1-8　住院患者自备药管理流程

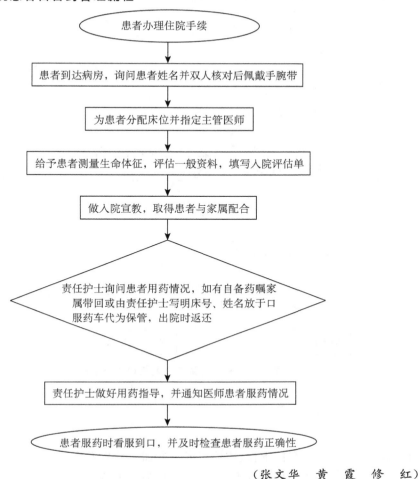

（张文华　黄霞　修红）

十二、换床导致护士发错药

【事情经过】

某日,大夜班护士发放口服药物时,未严格执行带教及查对制度,让实习护士自己发放口服药,实习护士未认真执行发放口服药流程,将原 33 床患者马某(现在的 7 床)的药发给了现 33 床患者孙某(前一日换床时遗漏更改口服药单及口服药袋上的床号),导致患者孙某口服药发放错误。早晨 7:45 护士长巡视病房时,患者孙某询问护士长口服药的服用方法,护士长发现发药错误。

【原因分析】

住院患者在住院期间因各种情况会更换床位,因此,换床也是病房重要的护理工作之一,每一次换床均需要责任护士认真核查、更改与患者相关的每个信息,例如各种执行单、标签、记录单、各种药物标示贴等。通过本次事件的深入调查,旨在了解发错口服药的根本原因,调查事件发生的各个环节,并与护士沟通,召开科室专题讨论会议,绘制鱼骨图,找出可能导致发错口服药的原因。科室人员经过分析论证,确定以下为主要原因(图 1-22)。

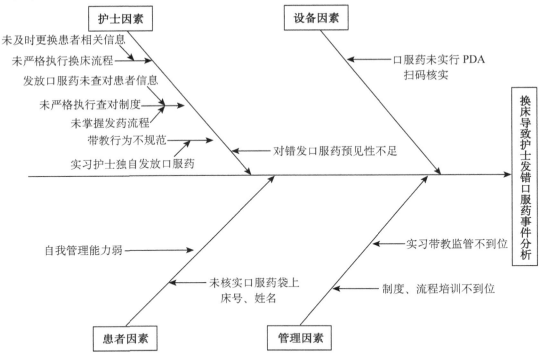

图 1-22　换床导致护士发错口服药事件分析

【PDCA 整改过程】

P:计划

科室成立专项小组,有护士长、质控组成员参加。分析发生此次事件的主要原因为护士查对制度落实不到位、换床流程执行不到位、带教行为不规范,特提出以下改进目标。

1. 加强护理查对制度及换床流程培训并考核,提高护士对制度及工作流程执行力。

2. 护士长加强实习带教行为的监督管理,确保全体护士带教行为规范,不再出现实习护士单独操作的现象,特别是给药和侵入性操作时。

D:执行

1. 利用晨间提问时间学习护理查对制度及换床流程,并纳入每月护理理论考试内容,将考核结果与个人绩效挂钩。

2. 完善了护理部制定的换床流程并严格执行(附件 1-9)。科室规定主治班护士负责患者所有信息的调换,换床后责任护士负责查对一遍患者的信息,特别是重点查对各种打印的标签。事件发生之后的 3 个月内将查对制度、换床流程落实情况作为质控重点,严格与个人绩效挂钩,以督促护理人员加强查对制度及换床流程的执行力度。

3. 护士长每周抽查护士(包括实习护士)查对制度落实情况,具体包括不定时跟随护士进行输血、输液、发放口服药物等操作,查看护士发放口服药是否做到"三查八对",结果与个人绩效挂钩。

4. 强化全体护士带教意识,规范临床带教行为,特别是侵入性操作和给药时做到放手不放眼。

C:检查

1. 经过 1 个月的学习与考核,所有护士对查对制度及换床流程牢固掌握,并全部能够做到"三查八对"落实到位。

2. 换床操作流程执行到位。

3. 实习带教行为规范。

A:总结

1. 护理部制定的换床流程规范合理,稍加完善即可。为了更好地落实换床流程,科室明确了主治班护士和换床后的责任护士负责双人查对换床信息。通过 1 个月时间的强化学习与考核,全体护士掌握了换床流程并严格执行,之后的 3 个月,科室重点质控换床流程的执行及查对制度的落实,未再发生类似不良事件。

2. 继续监督护士带教行为,杜绝实习护士单独给药操作现象的发生。

附件 1-9　住院患者换床流程

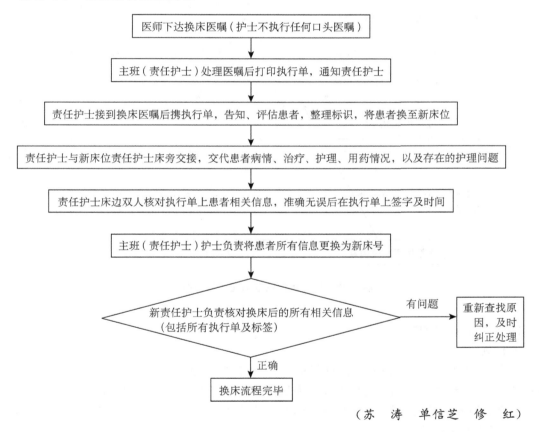

（苏　涛　单信芝　修　红）

十三、护士执行已取消医嘱

【事情经过】

患者,女性,66 岁,考虑肺癌并多发转移。医师下达医嘱生理盐水(NS)100ml 加唑来膦酸注射液(天晴依泰)4mg 静脉滴注,治疗患者骨转移引起的疼痛。责任护士 A 处理医嘱后,持核对过的输液执行单到患者床边查看患者并做解释工作,但患者家属拒绝使用此药。A 护士通知医师,医师与患者家属沟通后,决定取消医嘱。医师取消医嘱后护士未将需临时执行的执行单撤销,也未通知药房将已生成的摆药单取消。16:40 便民工作人员将药物送到病房,小夜班 B 护士接班后,加药去给患者注射,PDA 扫码显示该医嘱已取消,遂通知医师。

【原因分析】

通过本次事件调查,旨在了解医师取消医嘱的原因,以及护士取消医嘱流程是否存在漏洞。事件发生后,召开全科医护会,讨论事件发生经过,制订医嘱取消流程。绘制鱼骨图,确定以下为主要原因(图 1-23)。

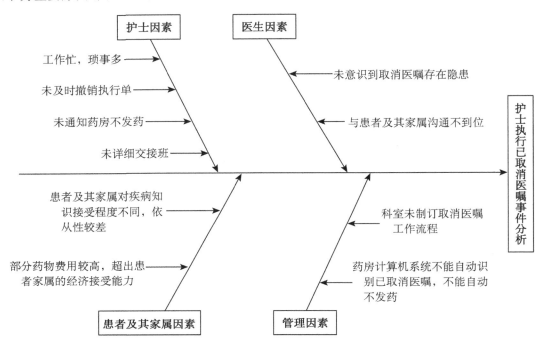

图 1-23　护士执行已取消医嘱问题分析

【PDCA 整改过程】

P:计划

1. 科室召开医护会,有护士长、责任护士、主诊医师参加。认为取消医嘱存在隐患,要尽量减少取消医嘱;医师要加强与患者及其家属的沟通,特别是使用一些比较贵重的、自费的药物或不良反应较大的药物等,先与患者家属做好沟通工作,再下达医嘱;护士在工作中要加强责任心,工作有条理性。

2. 通过医护讨论,科室制订出取消医嘱工作流程。

D:执行

1. 医师加强与患者及其家属的沟通,特别是一些特殊药物的使用,提前告知,给家属商量和决定的时间。

2. 制定了科室取消医嘱流程(附件 1-10)和制度。加强取消医嘱流程的培训,要求护士严格按流程取消医嘱,杜绝因取消医嘱引发的不良事件。

3. 进行护理安全教育,培养护士严谨的工作作风,工作前后梳理流程、查缺补漏,把工作做细。

4. 护士长严格把控护理质量关,加大关键环节的护理质控,及时发现问题进行整改,对典型案例进行分析,对制度或流程方面存在的缺陷及时完善。

C:检查

经过检查、抽查及信息收集,取消医嘱执行不到位导致的后果,引起全科医护人员的重视,杜绝此类事件再次发生。

1. 医师及时与患者及其家属做好沟通工作,没有再出现取消输液或口服药医嘱的现象。

2. 护士长关注医师取消医嘱的频率及原因,及时与医师沟通,减少取消医嘱;关注护士取消医嘱是否按流程进行。

3. 全科护士掌握取消医嘱的流程,并且严格按流程操作。

A:总结

1. 通过此次事件的追踪检查,本科室制定了符合科室实际情况的取消医嘱规定,规范了流程,避免了执行已取消医嘱事件的再次发生。

2. 医师要加强与患者及其家属的沟通,特别是使用一些比较贵重的自费药物或不良反应较大的药物时,提前与患者家属做好沟通工作,再下达医嘱。

3. 在工作中要减少差错事故的发生,除了按规定和流程操作以外,利用信息技术可以有效的杜绝之前没有发现的错误,例如 PDA 的使用。

附件 1-10　取消医嘱执行流程

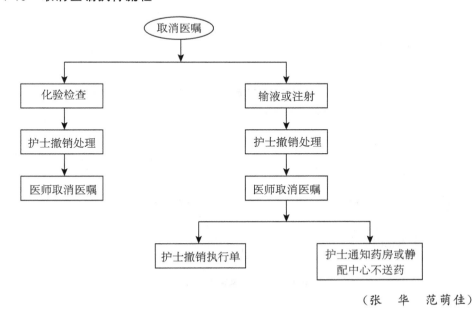

（张　华　范萌佳）

十四、发错滴眼液

【事情经过】

患者,男性,61 岁,因"右眼上方出现视物遮挡感 2 天"诊断为"原发性视网膜脱离",在局部麻醉下行右侧后入路玻璃体切除联合视网膜脱离复位、联合气液交换、联合眼内激光光凝、联合硅油填充术。医师于 10:44 下达医嘱为布林佐胺滴眼液(派立明)点右眼,一日 2 次。A 护士处理医嘱并生成药物,住院药房针剂室药师 10:51 记账、发药[发放的药物为"卡琳优(吡诺克辛滴眼液)"],11:30 由便民人员送至护士站,由 A 护士接收滴眼液(未核对发药明细单),携带点眼执行单将滴眼液发给患者,并给予用药指导。16:00 责任护士为患者点眼时,责任护士核对医嘱与药物,发现滴眼液与医嘱不符,立即与药房联系并给予更换。未对患者造成不良后果。

【原因分析】

通过对本次事件的深入调查,旨在了解护士发错滴眼液的根本原因,调查事件发生的各个环节,召开科室专题讨论会议,同时采用头脑风暴法,绘制鱼骨图,找出发错滴眼液的原因。科室人员经过分析论证,确定以下为主要原因(图 1-24)。

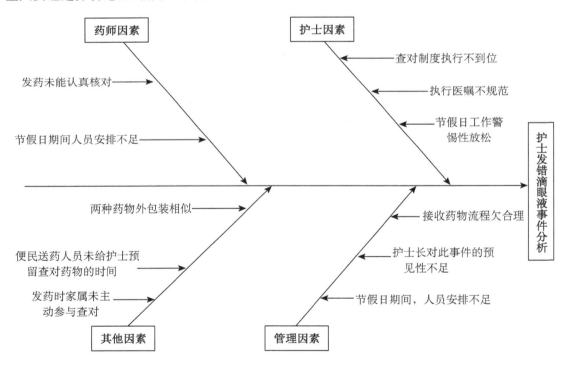

图 1-24 护士发错滴眼液事件分析

【PDCA 整改过程】

P:计划

1. 针对鱼骨图原因分析,科室成立专项小组,由护士长、科室总带教老师、质控小组成员等人员组成。专项小组成员认为,主要从护士的防范意识及收药、发药查对制度的有效性、护士的慎独精神几个方面制订相应对策。

2. 通过团队协作,共同制订出责任护士收发药物的流程。

D:执行

1. 落实制度,严格落实查对制度,提高服务质量

(1)认真学习护理相关核心制度,主要包括查对制度及药物的发放制度,并进行考核。

(2)提高护士慎独的工作素养,加强护士自我管理,不断提高护士的用药风险意识和责任心。

2. 优化流程,使工作方式贴近临床

(1)与药房沟通,加强药物查对制度,确保所发药物的准确性。

(2)与便民人员沟通,送药至护士站,需要护士查对后再接收签名。

(3)制定并规范了责任护士收取、发放药物的流程(附件 1-11)。

3. 培养安全管理意识,保障医疗安全

(1)学习十大安全目标,增强科室人员的安全管理意识,将安全目标融入工作过程中。

(2)鼓励患者、家属主动参与查对,在发药明细的姓名处确认签字。

4. 护士长弹性排班,保证节假日期间护理安全。

C:检查

经过为期 1 个月的追踪、持续检查、抽查及反馈信息收集,发错滴眼液事件引起了全科人员高度重视,经过流程再造和培训考核,未再发生滴眼液错发情况,患者满意度也大大提高。

1. 护理人员核心制度掌握到位并能够严格落实。

2. 与药房之间的工作衔接到位。

3. 责任护士认真核对摆药明细后再收药,经双人核对后发给患者药物。

4. 收药、发药流程运行有序,效果良好。

护士接收、发放药物准确率呈上升趋势,达到目标值 100%,见图 1-25。

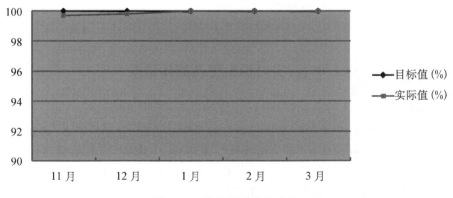

图 1-25　护士收发药正确率

A:总结

1. 通过此次事件的追踪检查,本科室在滴眼液的接收与发放过程中不断总结经验教训,有效执行查对制度,并定期检查落实情况。

2. 接收与发放药物的正确性,关键在于核心制度的执行及落实。加强全科护士的培训,坚持共同参与的防范管理,为患者提供安全的就医环境。

3. 通过与药房、后勤服务公司的沟通,优化接收药物的流程,制定并规范了责任护士收取、发放药物时的流程,提高护士收药、发药的正确率。

附件 1-11　护士收取、发放药物流程

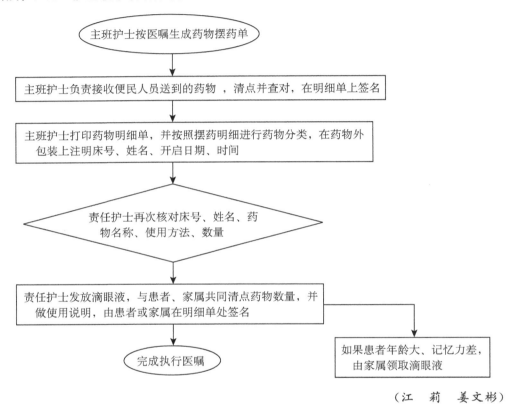

（江　莉　姜文彬）

十五、实习护生更换液体错误

【事情经过】

某日 15:30,责任护士 Y 推治疗车执行常规静脉输液治疗,分别给予 21 床和 25 床患者更换常规使用的"注射用泮托拉唑钠"下午组液体。之后将 21 床的"醋酸钠林格注射液"组剩余药液和 25 床的"丹参酮ⅢA 磺酸钠注射液"组剩余药液分别带回治疗室,放入各自专用的静脉输液筐内。16:00 21 床患者的液体输完,实习护生 H 未遵从带教老师 Y 的安排去铺备用床,在未告知任何带教老师(其带教老师 Y 正在 11 床接手术患者)的情况下,独自携带 21 床患者未输注完的"维力能"组药液到病房更换,但径直走到了 25 床(与 21 床患者同一病房)。此时 25 床患者的液体输完,同时家属又向其咨询事情,导致其分心。在更换液体前未严格使用 PDA 扫码执行查对制度,无带教老师再次核对,即给予 25 床患者更换上了 21 床的"醋酸钠林格注射液"组剩余药液。更换之后再次核对药液,发现自己换错,随即回治疗室取 25 床患者未输完的"诺新康"组液体,换下了换错的液体,经密切观察,25 床患者病情稳定,无特殊不适。

【原因分析】

通过本次事件的深入调查,旨在了解实习护生错误更换液体的根本原因,调查事件发生的各个环节,并积极与家属沟通,召开科室不良事件专题讨论会议,同时采用头脑风暴法、绘制鱼骨图,找出可能导致换错液体发生的原因(图 1-26)。

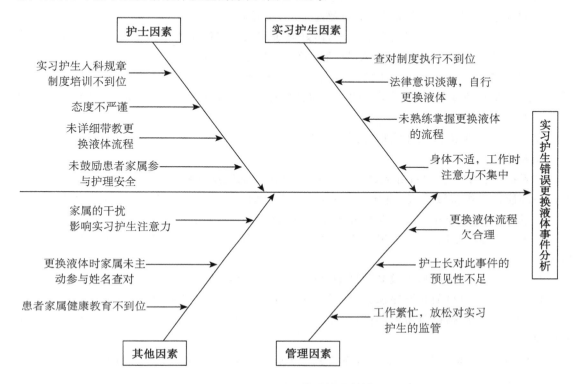

图 1-26　实习护生错误更换液体事件分析

【PDCA 整改过程】

P:计划

1. 科室成立专项小组,由护士长、护理小组长、质控员、工作 3 年以上护士等人员组成。专项小组成员认为,主要从加强护士慎独精神教育、严格执行技术操作规范、患者身份识别制度的落实、带教老师责任心教育,以及实习护生严格遵守实习规定等几个方面制订相应对策。

2. 通过全科护士讨论和团队协作,调整了带教老师带教模式,所有带教老师认真履行带教工作职责,按计划认真完成各项带教工作。

D:执行

1. 科室定期组织职业道德教育,注重护士慎独精神的培养,严格使用 PDA,避免护理差错、医患纠纷的发生,促进护理人员的身心健康。

2. 每周组织规章制度学习,加强晨间提问,并定期考核,让每位护理人员熟练掌握患者身份识别制度。护士长及质控员定期检查、督促科室核心制度的执行落实情况,并与绩效挂钩。

3. 加强带教老师的责任心教育,增强带教意识,缜密遴选带教老师,认真执行一对一带教模式,每位带教老师牢记带教工作职责,按计划完成各项带教工作,对实习护生严格实行放手不放眼。从科室发生的不良事件中吸取经验教训,查找科室护理工作安全隐患,实习护生的差错由带教老师承担,培养带教老师的强烈责任感。

4. 加强实习护生的入科宣教,认真严格遵守实习规定,让实习护生认识到独立操作造成差错的严重性。严禁实习护生在没有带教老师的指导下独立操作。

5. 护士长根据当日工作情况,实施弹性排班,及时调整、合理安排人力资源。

6. 责任护士遵医嘱按级别巡视患者,做好健康宣教。熟练掌握患者病情动态变化及治疗情况,及时更换液体,规范使用PDA,鼓励患者参与护士的查对工作。

7. 带教老师加强与实习护生的沟通交流,关心爱护实习护生,及时发现实习护生学习、生活、生理,以及心理变化,维护实习护生身心健康,在实习工作中保证护理安全,及时了解当班实习护生的工作状态。

8. 完善了更换液体操作流程(附件1-12)。

C:检查

实习护生在病房独立操作及落实执行患者身份识别制度问题引起了全科人员高度重视,经过护理质控小组持续检查、抽查及反馈信息收集,病区未再发生实习护生换错液体事件。

1. 大外科护士长和护理部监控并定期督查病区实习带教情况。

2. 科室质控小组成员进行追踪检查,护士长作为第一责任人负责追踪检查带教老师带教情况。

3. 每组实习护生由总带教老师详细全面地进行入科宣教,严格遵守各项规章制度。

4. 实习护生出科前召开座谈会,广泛征集意见和建议,针对科室带教不足进行整改提高。

5. 全科护士严格执行带教制度,手把手一对一认真带教,对实习护生工作做到严格放手不放眼。

2015年9月,患者身份识别正确率得到明显提高,达到目标值100%,见图1-27。

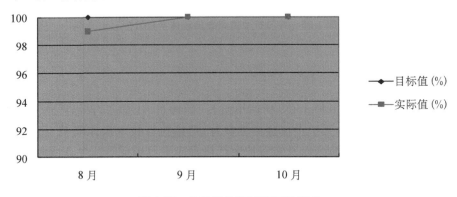

图1-27 患者身份识别落实正确率

A:总结

1. 通过此次事件的追踪检查,本科室在实习护生带教工作和核心制度落实的管理中不断总结经验教训、完善制度,关键环节在于护士日常工作中要具备高度的职业素养、慎独精神和强烈的责任心,修订了临床输液流程,严格执行并落实患者身份识别制度。严格落实临床一对一带教工作,避免实习护生独立操作,对实习护生做到放手不放眼,降低护理差错发生率。努力做好各项防范措施,并定期检查落实情况。

2. 若要杜绝换错液体发生率,各项护理工作必须落实到位。要严格执行查对制度,准确配制液体,严格执行规定使用时间。责任护士及时巡视病房,熟练掌握患者病情动态变化,各项治疗护理措施及时准确到位,坚持患者、家属共同参与的防范管理,为患者提供安全的就医环境。

附件 1-12　更换液体操作流程

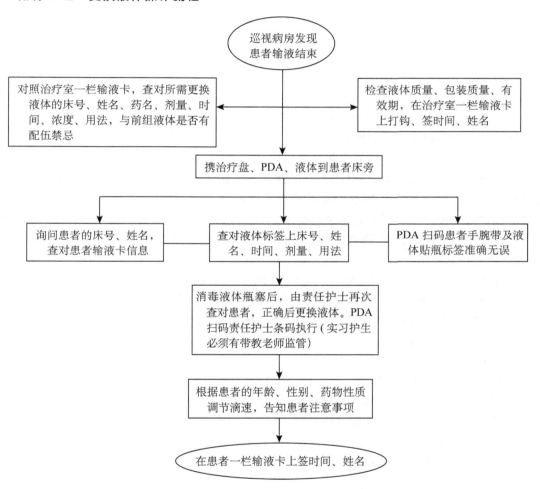

（袁万青　王秀娟）

第2章

导管事件典型案例剖析

一、留置针延长管断裂

【事情经过】

某日9:30,一名1岁患儿因支气管炎需输液治疗来到小儿注射室,患儿年龄小、肥胖,为了减轻患儿反复穿刺的痛苦和预防输液过程中药物外渗,与患儿家长沟通后,护士为患儿选择使用留置针输液。在确定穿刺部位和穿刺期间,患儿的反抗性非常强,两位患儿家长和两名护士共4人固定患儿活动肢体,穿刺成功。注射护士拔出留置针针芯并用透明敷料固定,协助固定的辅助护士见固定基本妥善,转身给其他患儿做治疗,患儿家长认为穿刺已经成功,也放松了警惕。在注射护士一手固定患儿穿刺肢体,一只手去拿外层固定的弹性绷带时,患儿突然低头一口咬在留置针延长管上,将其咬破,瞬间自断裂的延长管处流出血液。

【原因分析】

通过本次事件的深入调查,查找导致患儿咬断留置针延长管的根本原因,调查事件发生的各个环节,科室召开专题讨论会议,同时采用头脑风暴法,绘制鱼骨图,找出可能导致留置针延长管被咬断发生的原因,科室人员经过分析论证,确定以下为主要原因(图2-1)。

【PDCA整改过程】

P:计划

1. 科室成立专项调查讨论小组,由护士长和高年资护师组成。

2. 探讨更符合儿科性质的合理操作流程。

3. 定期培训,相互督导,完善健康教育。

4. 检查实施效果。

5. 制订此类儿童注射流程。

D:执行

1. 护士长和高年资护师根据科室工作性质、患儿年龄探讨研究出更适合的操作流程。

2. 吸取教训,总结经验,每月组织科内操作培训,全员熟练掌握操作各项步骤,提高工作效率,并要求能应对患儿注射时的各种突发状况。

3. 核对药物窗口护士做初步的健康教育,评估患儿,选择合适的注射部位。注射窗口护士注射前做好充分准备,备齐所有固定用物,触手可及;与患儿家长充分沟通,教会家长如何有效制动;遇反抗强烈的患儿,需有巡回护士全程协助,直至穿刺固定成功。

4. 护士长和一次性材料厂家沟通,避免因一切材料质量问题而影响注射效果,增加患儿

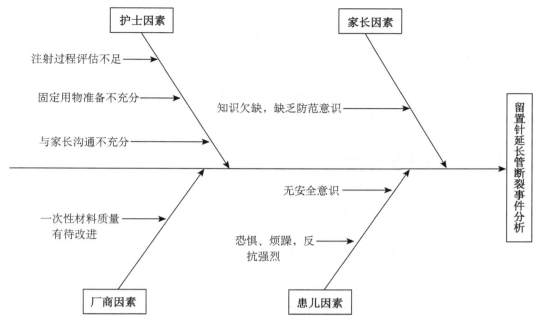

图 2-1　留置针延长管断裂事件分析

痛苦。

5. 检查临床护理人员实际操作情况。

6. 最终制定出小儿注射室输液注射流程(附件 2-1)。

C:检查

经过持续检查、抽查及反馈信息收集,患儿咬断留置针延长管的问题引起了全科人员高度重视,到目前为止再无类似事件发生。

1. 科室质控小组成员进行追踪检查,护士长作为第一责任人负责追踪检查注射护士工作落实情况。

2. 对不合作儿童注射前的评估和健康教育符合要求。

3. 注射过程抽查,对合作性差的儿童均加强了防范。

患儿留置针穿刺后固定成功率达到 100%,固定效果满意,见图 2-2。

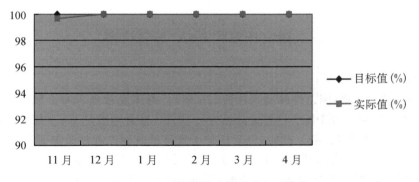

图 2-2　患儿留置针穿刺后固定成功率

A：总结

1. 通过此次事件的分析及整改,科室针对 3 岁以下患儿,尤其是合作性差、反抗强烈的患儿,制定了注射及风险评估流程,再无类似事件发生。对注射过程各环节进行规范,杜绝安全隐患。

2. 加强与家长的沟通和健康教育,将家长关心和顾虑的留置针日常维护内容制作成宣传单发放,缓解家长焦虑情绪并减少不良事件发生。

附件 2-1 小儿注射室输液流程

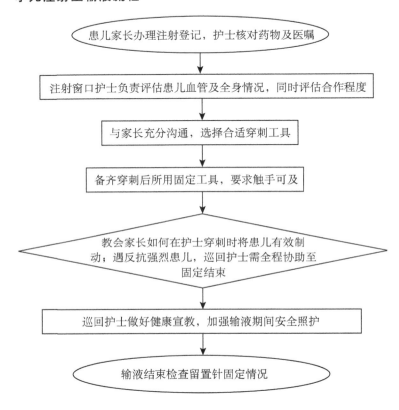

（曹苏红 刘小臻）

二、耐高压双腔 PICC 导管堵塞

【事情经过】

患者,郑某,男,78 岁,因急性胰腺炎住院(35 床)。查体发现患者右上肢带有耐高压双腔 PICC 导管。入院后患者经 PICC 导管输液治疗。16:00 患者输液结束,责任护士将输液调节器关闭后回治疗室配制封管液。此时,该责任护士管理的其他患者按铃需要更换液体,该护士没有第一时间为 35 床患者郑某进行 PICC 封管,而是先去更换其他患者的液体。16:15 责任护士返回 35 床患者郑某处准备给予封管时,发现该患者 PICC 导管已堵塞。查体患者神志清,脉搏 76 次/分,呼吸 18 次/分,血压 132/76mmHg,立即通知医师,急请血液内科护士长会

诊。会诊意见:尿激酶10万U,分次经PICC导管内注入溶栓。于当日22:00,PICC导管经溶栓后恢复通畅,回抽见回血,并回抽2ml血液弃去,给予10U/ml肝素生理盐水3~5ml封管。未对患者造成不良影响。

【原因分析】

通过本次事件的深入调查,旨在了解PICC导管堵塞的根本原因,调查事件发生的各个环节,召开科室专题讨论会议,同时采用头脑风暴法,绘制鱼骨图,找出可能导致PICC导管堵塞发生的原因。科室人员经过分析论证,确定以下为主要原因(图2-3)。

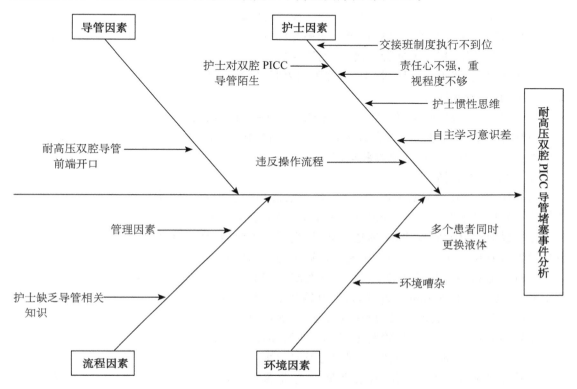

图 2-3　耐高压双腔 PICC 导管堵塞事件分析

【PDCA整改过程】

P:计划

针对鱼骨图原因分析,科室成立专项小组,由护士长、质控护士组成。专项小组成员认为,主要从护士的责任心、核心制度的落实、陌生导管维护培训的有效性、护士自身水平的提高等几个方面制订相应对策。

1. 对陌生导管的维护进行集中培训和学习,并进行考核。

2. 加强护理交接班制度的落实,并进行质控。

3. 护士加强自主学习能力培养。

4. 加强护士责任心教育,充分认识各导管的重要性。

5. 拓宽护士思维模式。

6. 制订耐高压双腔PICC导管封管流程,规范封管方法,增加各班次PICC封管流程。

D：执行

1. 搜集资料，咨询专业人士后，对科室护士进行耐高压双腔 PICC 导管封管相关知识集中培训，并将培训内容纳入晨间提问，与绩效挂钩。

2. 日常维护

(1)封管液的配制：250ml 生理盐水加肝素钠 0.4ml(2500U)，浓度 10U/ml。

(2)冲管

1)冲管频率

①每次输注液体给药后立即用生理盐水冲洗管腔。

②每次输入血液制品、TPN、白蛋白等高黏滞性药物或抽血后，立即用生理盐水冲管。

③治疗间歇期，每 7 天冲管 1 次（双侧管腔）。

④连续输液，每 12 小时冲管 1 次（有研究表明，每 6 小时冲管可降低堵管率）；消化科排班实行三班制，每班次冲管 1 次。

⑤输液完毕，液面降至墨菲管以下，未能及时更换液体，冲管 1 次。

2)冲管方法：输液前，先回抽 2ml 血液弃去，再使用 20ml 注射器抽取 20ml 生理盐水或预冲生理盐水，脉冲式冲管，双侧管腔均需要冲。

(3)输液后冲、封管

①先使用 20ml 注射器抽取 20ml 生理盐水或预冲生理盐水脉冲封管，再使用 20ml 注射器抽取配好的肝素封管液 3～5ml 正压封管，双侧管腔均需要冲封管。

②尽量双通路同时输注，单通道输液时，交替使用两条导管（单日用红色端导管，双日用紫色端导管），避免长期单独使用一条通路输注大分子、黏稠度高、易结晶的药物及血液制品。

③每个通道均需接正压接头，输注血液制品、TPN、白蛋白等高黏滞性药物或抽血后，均需 10ml 以上生理盐水脉冲式冲管，再继续输注下一组液体。

④微量泵注射药物时，与维持液同时输注，保证流速。

⑤妥善固定导管，防止导管脱出、打折，使用导管固定器固定导管。

⑥及时巡视，及时更换液体，发现问题及时解决。

⑦做好对患者的宣教工作，让患者重视、珍惜保护 PICC 导管，带管出院患者，每周按时回护理专家门诊冲管、封管、换药。

⑧住院治疗前，复查 X 线胸片，确定导管尖端位置最佳。

⑨当导管发生堵塞时，切忌暴力推注液体，防止血栓脱落。非药物堵塞的新鲜血栓，可遵医嘱用尿激酶溶栓。

3. PICC 堵管后尿激酶溶栓方法

(1)尿激酶的配制浓度

尿激酶：20 万 U/支，生理盐水 20ml＋尿激酶（20 万 U/支），配制成 1 万 U/ml 的尿激酶溶液。

(2)操作步骤

①将堵管侧的导管头端正压接头撤下，连接三通接头（注意保持无菌）；三通和导管连接的直行开口端接含尿激酶的 20ml 空针；"T"形开口端连接 20ml 生理盐水空针。

②三通开放旋钮在导管和生理盐水空针侧，先回抽生理盐水空针，并保持持续负压状态，关闭此通路，同时将调节三通按钮调至到 PICC 导管和尿激酶空针直行相通的状态，利用负压

让空针内含尿激酶的药液自动灌入到堵塞的 PICC 导管内。

③将三通上的空针分别取下,并拧上肝素帽保持无菌和密闭。

④经过上述操作,如 PICC 导管未通,间隔 2 小时左右按上述步骤再行溶栓操作(一般:白班上、下午各一次;小夜两次:20:00、22:30;大夜 7:00 左右操作一次即可)。

⑤严格执行各项无菌操作规程,落实好交接班和查对制度。

备注:尿激酶需在 10℃ 以下冷藏保存。

4. 制定出了耐高压双腔 PICC 导管使用和维护流程(附件 2-2)及维护登记表(附件 2-3),每班次责任护士对该患者 PICC 的应用与维护进行登记并签名。

5. 组织护士进行思维模式转换学习。

6. 对全体护士进行自主学习培养。

7. 对责任护士加强责任心教育。

C:检查

1. 对所有护士进行耐高压双腔 PICC 导管封管方法的培训及考核,全部合格。

2. 加强对交接班制度在临床护理工作中的督查,所有护士均能规范执行。

3. 对耐高压双腔 PICC 导管封管效果进行督查,提高了护士技术操作的实效性。

经过持续检查、抽查及反馈信息收集,耐高压双腔 PICC 导管堵塞事件引起了全科人员高度重视,至 2017 年 4 月未再发生耐高压双腔 PICC 导管堵塞事件,见图 2-4。

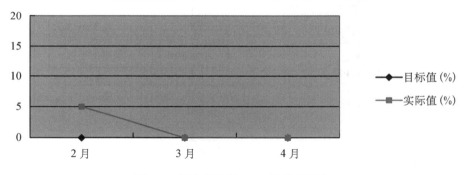

图 2-4　耐高压双腔 PICC 导管堵管率

A:总结

1. 通过此次事件的追踪检查,本科室不断总结经验教训,完善制度,努力做好各项预防措施,并定期检查落实情况,避免类似事件的再次发生。

2. 规范耐高压双腔 PICC 导管封管方法,制订使用登记表,确保导管的规范使用和维护,班班交接,并做好护理记录,坚持共同参与的防范管理,确保患者医疗安全。

附件 2-2 耐高压双腔 PICC 导管使用和维护流程

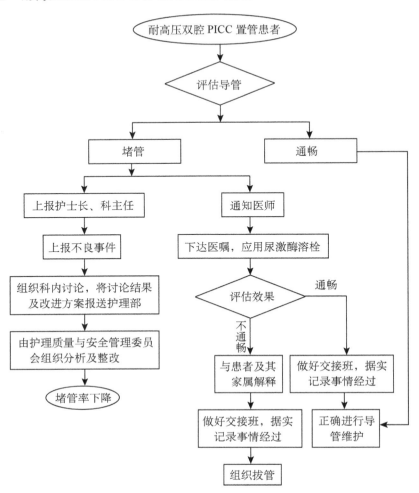

附件 2-3 使用登记表

耐高压双腔 PICC 导管维护登记表

日期	输液所用管腔		封 管				签名	备注
	紫头管	红头管	紫头管（抽冲封）	紫头管（冲封）	红头管（抽冲封）	红头管（冲封）		

（赵显芝 康 梅）

三、PICC 脱管

【事情经过】

患者,纪某,女,71 岁,因"胆道感染"入院。入院时呈嗜睡状态,患抑郁症多年,入院评估时家属诉说患者曾多次自行拔出留置针。患者血管条件差,于当日置入 PICC 静脉导管一根,绷带妥善固定,床头悬挂防脱管标识。置管第 5 日,护士 20:00 协助患者翻身,21:00 患者家属告知护士患者已自行将 PICC 静脉导管全部拔出,护士立即前往查看,给予压迫止血,通知值班医师,遵医嘱给予穿刺处换药,未再渗血,患者无不良反应发生,观察 PICC 导管末端完整无破损,患者家属对此次意外表示理解。患者呈嗜睡状态不能配合,有抑郁症病史多年,护士忽略了患者曾多次自行拔管的经历,当患者家属将患者约束带解除后,护士未重新给予双手约束,造成了不良后果。

【原因分析】

通过本次事件的深入调查,旨在了解患者脱管的根本原因,调查事件发生的各个环节,并与患者家属沟通,召开科室专题讨论会议,同时采用头脑风暴法,绘制鱼骨图,找出可能导致患者脱管发生的原因。科室人员经过分析论证,确定以下为主要原因(图 2-5)。

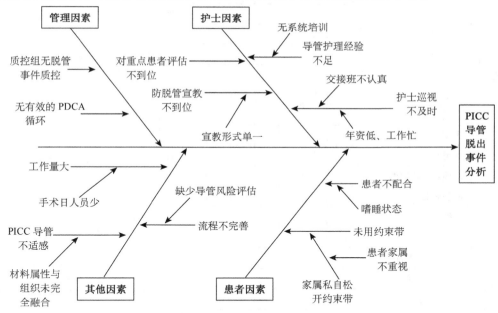

图 2-5　PICC 导管脱出事件分析

【PDCA 整改过程】

P:计划

针对鱼骨图进行原因分析,护士长主持召开质控会,全科护士讨论。

1. 规范相关操作流程,参照其他医院及学术文章完善各种各类导管脱出风险评估表,并制订相应护理对策。

2. 加强防导管脱出安全宣教,制作视频宣传材料,真正取得患者及其家属的配合,保障医疗护理安全。

3. 加强重点患者交班,及时巡视病房,加强工作责任心。

4. 加强手术日排班,注意新老搭配,加强护士理论知识培训。

D:执行

1. 将各种各类导管脱出风险评估表上报护理部(表 2-1),申请在科室内应用。对高危患者进行防导管脱出风险评估,要求全员掌握各种各类导管脱管风险评估的方法。

表 2-1　患者导管脱出风险评估单

科别:		床号:　　姓名:　　性别:　　年龄:　　住院号:　　入院日期:					
诊断:							
评估项目		分值	评估日期及得分			导管的分类结果评定要求及防范措施	
年龄	年龄≥70 岁或≤7 岁	2				导管的分类 Ⅰ类导管:胸腔引流管、气管内插管、脑室引流管、气管切开导管。 Ⅱ类导管:双套管、负压球、深静脉导管(PICC、CVC)、三腔管、造瘘管(胃、膀胱)、透析管、腹部引流管(每条管 2 分,累计加分)。 Ⅲ类导管:胃管、尿管(每条管 1 分,累计加分)。 其他(专科导管):T 管、胆道引流管、鼻肠管、肛管、骶前引流管(每条管 1 分,累计加分)。	
意识	嗜睡	2					
	模糊	2					
	躁动	3					
	谵妄	3					
精神不稳定状态或活动状态	痴呆	3					
	兴奋/行为异常	2					
	焦虑或恐惧	2					
	离床,或床上,或床边活动	2				结果评定及要求 低危:小于 3 分可能发生导管脱落。 中危:4～8 分容易发生导管脱落。 高危:9 分以上随时发生导管脱落。 对中、高危患者做好班班交接,并在护理记录中有体现。	
	其他	2					
导管种类	Ⅰ类导管	3					
	Ⅱ类导管	2					
	Ⅲ类导管	1					
	其他(专科导管)	1					
药物	镇静催眠药	1				防范措施 1. 按护理常规做好导管护理。 2. 妥善固定,经常巡视,做好床头交接班。 3. 告知患者及其家属如何保持功能位,防止导管脱落。 4. 患者躁动时进行肢体约束,以免患者自行拔出。 5. 外出检查及患者下床活动时,注意导管衔接要牢固。 6. 注意观察,做好记录。 7. 班班交接。	
	麻醉药	1					
	其他	1					
瘙痒或疼痛	全身皮肤瘙痒	1					
	疼痛可耐受	1					
	疼痛难忍	3					
沟通	一般,能理解	1					
	无法交流	3					
	差,不配合	3					
其他	呼吸机人机对抗	1					
	其他	3					
总分值		49					
评估者							

2. 培养患者安全管理意识,利用微信平台进行宣传,科室走廊电视循环播放防导管脱出健康教育知识,提高患者及其家属的重视及配合。

3. 每班填写重点患者交接单,尤其是神志不清不能配合的患者,及时巡视病房,发现患者存在脱管的风险,适当使用约束带,依据防范措施进行有效的护理。

4. 加强质控,检查安全健康教育知晓率及防范措施的落实情况,提高护士工作责任心。

C:检查

经过持续检查、抽查及反馈信息收集,意外脱管事件引起了全科人员高度重视,经过流程改进(附件 2-4)和培训考核,未再发生此类脱管情况,科室质量管理水平较前提高,患者满意度也有了很大提高。

1. 科室质控小组定期检查病区各类导管安全宣教情况。

2. 护士长不定期查看导管滑脱防范措施的落实情况,定期考核护士导管滑脱风险的评估能力。

3. 各个班次之间的交接工作衔接到位,重点患者交接清楚。

4. 患者及其家属参与到安全管理工作中来,满意度提高。

经过 1 个月的连续追踪,至 2016 年 7 月 20 日,导管安全管理目标达到 0 的目标值,见图 2-6。

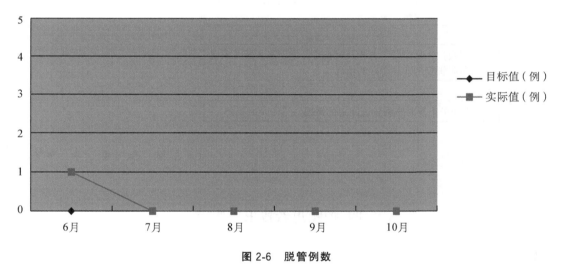

图 2-6 脱管例数

A:总结

1. 通过此次事件的追踪检查,不断总结经验教训,完善制度,完善管路风险评估及流程,降低病房脱管情况的发生。

2. 经过追踪评价,该患者未发生不良反应,已出院。

3. 病区内已加强重点患者交接班,重点查看包括 PICC 导管在内的各类导管及皮肤情况。

4. 经过 1 个月的追踪,病区脱管发生例数为 0 次,未再发生导管相关不良事件。

附件 2-4　预防置管患者导管脱出流程

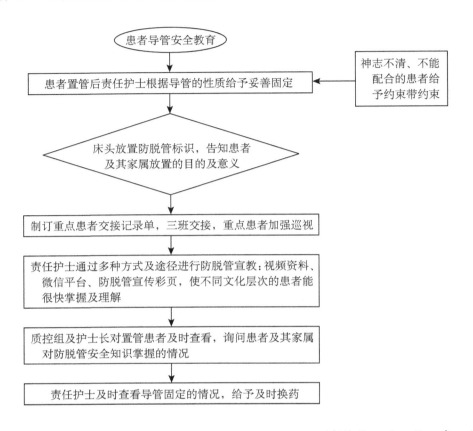

（窦榕榕　王　雪　李　娜）

四、烦躁患者拔出胃管

【事情经过】

患者,男性,81 岁,因"消化道穿孔"于 5:00 急诊门诊留观,遵医嘱给予患者留置胃管持续胃肠减压,并告知患者及其家属注意事项。6:00 患者烦躁,患者家属未告知值班护士,离开去厕所,患者自行将胃管拔出,护士巡视时发现后立即通知医师查看患者并给予安抚,7:00 患者情绪稳定后遵医嘱给予重置胃管,给予鼻贴加面颊部贴双重固定,密切观察患者情绪及生命体征变化,给予心理护理,家属及患者表示理解,且未对患者造成不良后果。

【原因分析】

通过对本次事件调查,深入了解事件发生的各个环节,召开科室专题讨论会议,绘制鱼骨图,旨在找出可能导致患者发生脱管的原因。科室人员经过分析论证,确定以下为主要原因(图 2-7)。

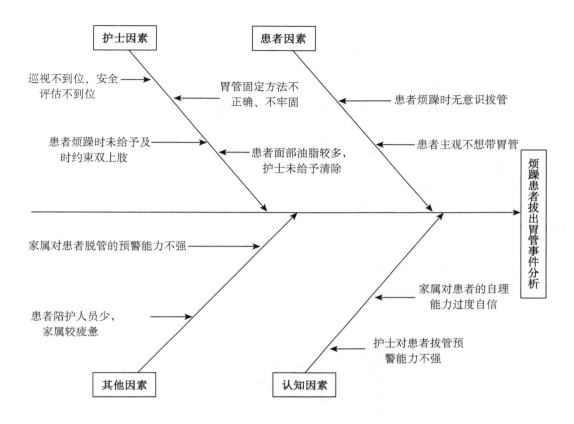

图 2-7　烦躁患者拔出胃管事件分析

【PDCA 整改过程】

P：计划

1. 科室成立防脱管专项小组，由护士长、副护士长、质控小组成员等人员组成。专项小组成员认为，主要从核心制度的落实、导管充分固定及相关操作流程的完善方面制订相应对策。

2. 请医院导管小组人员到科室现场演示、讲解胃管的标准固定方法，科室与物资供应部联系引进鼻贴、面部固定贴等物品。

D：执行

1. 组织全科护士讨论事件发生的关键点并引起重视，制定出科室的胃管固定流程（附件 2-5）。

2. 请专业人员演示标准固定方法，利用晨会强调护士操作时应严格遵守操作流程。胃管的固定方法：均采用 3M 加压固定胶布剪裁，长 7cm、宽 2.5～3cm，下端 4.5cm 处剪成 1cm 分叉的胶布条进行固定。具体方法为把未分叉部分的胶布贴于鼻部，分叉部分的胶布缠绕于胃管上。

3. 加强巡视，质控小组成员查看各班护士对患者的导管固定情况，如有问题及时指出，现场整改。

4. 护士长定期督导护士的操作流程。

5. 正确评估患者的意识状态,做好心理护理。对清醒患者要了解他们对置管的感受并加强沟通,及时发现有无焦虑、烦躁的表现,并给予相应处理。注意意识不清患者的管理,必要时给予适当的镇静及约束。

6. 夜间尤其是大夜班时,患者及其家属大多处于睡眠状态,值班护士应加强巡视病房,做好胃管的固定与检查,对重点患者加强评估。

7. 加强与患者家属的沟通交流,鼓励患者、家属主动参与督导导管的固定。

C:检查

经过持续检查、抽查及反馈信息,发现护士能够履行职责、操作规范及重视管路管理。

1. 质控小组成员进行追踪检查,护士长作为第一责任人负责追踪检查责任护士工作落实情况。

2. 加强责任护士巡视的有效性。

3. 责任护士严格交接班,及时发现患者存在的风险并采取防范措施。

4. 加强对护士导管管理的培训学习,对患者及其家属讲解导管相关注意事项。

经过以上整改措施,再无胃管脱出现象,脱管发生率为零,低于目标值,见图 2-8。

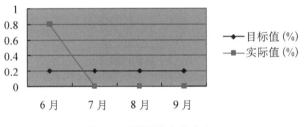

图 2-8　胃管脱出发生率

A:总结

通过此次事件的追踪检查,护士长定期组织导管护理培训、改进会议,并在护士的操作管理中不断总结经验教训,完善流程,杜绝由于护士责任心不强、观察不到位引发的不良事件。努力做好各项预防措施,并定期检查落实情况。

附件 2-5　预防留置胃管脱出流程

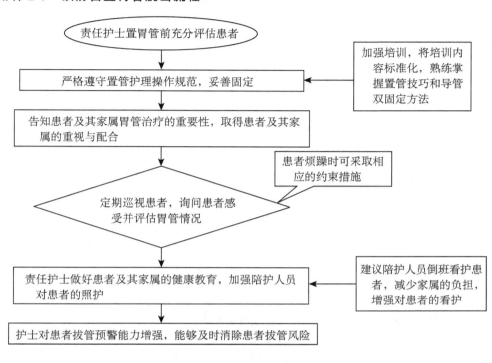

（冯　英　张　璐）

五、未约束患者自行拔出胃管

【事情经过】

某日凌晨 2:00 大夜班护士巡视病房,55 床为有多次拔胃管史的老年患者,安静入睡,其家属床旁陪护,查看患者留置胃管固定妥善,插入深度 55cm,双手予以约束带约束。入院时已告知患者家属留置胃管重要性、注意事项及使用约束带的必要性并签字。护士于 2:50 再次巡视病房,发现患者家属因患者睡熟放松警惕将约束带解除,患者已自行将胃管拔出约 20cm 而其家属未及时发现,护士立即上前制止,并重新给予患者约束带约束双手,同时通知医师查看患者,患者生命体征平稳,遵医嘱给予患者重置胃管。再次告知患者家属使用约束带的必要性,家属未有异议。

【原因分析】

通过对本次事件调查,深入了解事件发生的各个环节,召开科室专题讨论会议,绘制鱼骨图,旨在找出可能导致患者发生脱管的原因。科室人员经过分析论证,确定以下为主要原因(图 2-9)。

【PDCA 整改过程】

P:计划

1. 科室成立防脱管专项小组,由护士长、护师、质控小组成员等人员组成。根据护理部制

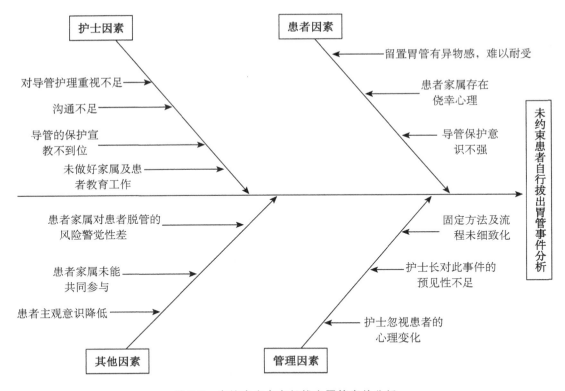

图 2-9　未约束患者自行拔出胃管事件分析

定的导管脱出防范与报告制度,制订出本科室防范措施、应急预案。

2. 护士对患者及其家属进行预防导管脱出的健康宣教。

3. 导管脱出防范措施有效落实。

4. 通过科室全体护理人员分析讨论,制订防止患者脱管的工作流程。

D:执行

1. 护士长组织病区护士学习并考核导管脱出防范与报告制度、防范措施、应急预案。

2. 正确评估患者导管脱出的危险因素,做到根据实际情况进行个性化评估。

3. 做好导管防脱宣教工作

(1)置管的重要性和必要性。

(2)置管后的注意事项。

4. 增加宣教频次,针对不同的家属多次宣教。

5. 责任护士对病区内置管患者增加巡视次数。

6. 合理有序放置各个管路,妥善固定导管,根据最新护理文献采取有效固定方式。

7. 切实加强护理安全教育,加强培训,要求全员掌握正确操作流程及方法,杜绝此类事件的再次发生。

8. 制定出防止胃管脱出工作流程(附件 2-6)。

C:检查

1. 护士长或质控小组成员按质控标准检查护士导管护理执行情况。

2. 护士长了解护士评估导管脱出风险的能力。

3. 护士长督导患者健康宣教知识的掌握情况。

4. 护士长作为第一责任人与科室质控小组成员追踪检查责任护士防脱管措施落实情况。

5. 护理部、科护士长抽查导管护理执行情况。

6. 按时督导检查护士工作中存在的不足,不断改进。

患者胃管脱出率明显下降,达到目标值,见图 2-10。

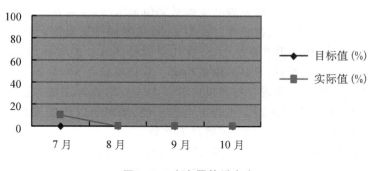

图 2-10　患者胃管脱出率

A:总结

护士长定期组织导管维护分析讨论会,不断改进工作方法,针对脱管事件定期追踪,杜绝导管脱出事件的发生。加强全科护士的培训,坚持共同参与的防范管理,为患者提供安全、放心的就医环境。

附件 2-6　防止胃管脱出工作流程

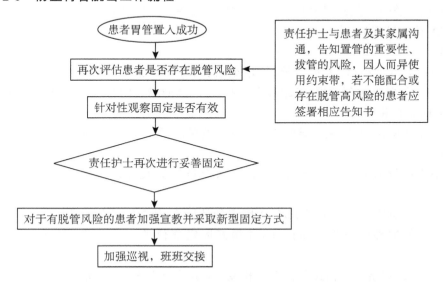

（徐海燕　朱珊珊）

六、留置导管脱出

【事情经过】

1. 患者为 81 岁老年女性,诊断为"消化道穿孔"而住院。21:00 留置胃管深度 55cm,鼻贴外固定,敷贴二次固定胃管于脸颊一侧。23:00 患者烦躁不安,其家属在一旁整理用物,患者自行拔出胃管,值班护士恰巧巡视时发现并立即通知值班医师,医师查看患者,询问无不适,但患者拒绝再次置胃管,护士给予安抚患者。次日 6:00 患者同意置胃管,予以重置。

2. 患者为 94 岁老年男性,因"纳差 4 天"收住急诊科病区。患者神志清,外带导尿管,通畅,妥善固定,患者有自行拔管史,予以约束带约束。某日凌晨 0:30,其家属告知值班护士,因家属自行解开患者约束带导致患者自行拔出尿管。护士立即查看患者并通知医师,发现患者尿道口处有轻微红肿,患者未诉不适。患者可自行小便,未再予以留置尿管。拔管后,继续观察局部红肿情况。次日,患者排尿正常,尿道口无红肿。

3. 患者为 83 岁老年女性,因"反复胸闷、憋气 1 年余,加重 1 周"收住急诊科病区。患者神志清,右侧后背处留置胸腔引流管 1 根,穿刺处无菌敷贴固定。患者不能长时间平卧休息,频繁变换体位,值班护士告知患者及其家属防止导管脱出的相关注意事项,予胶带及纱布再次固定。22:00 左右,值班护士巡视病房时发现导管脱出,立即通知医师,查看患者引流管口无红肿,有少量出血,立即用无菌纱布固定胸腔引流管穿刺处,患者未诉不适,生命体征平稳,嘱继续观察,未再置管。

【原因分析】

通过本次事件的深入调查,旨在了解患者脱管的根本原因,调查事件发生的各个环节,并与家属沟通,召开科室专题讨论会议,同时采用头脑风暴法,绘制鱼骨图,找出可能导致患者脱管发生的原因。科室人员经过分析讨论,确定以下为主要原因(图 2-11)。

【PDCA 整改过程】

P:计划

1. 科室成立专项小组,由护士长、护理小组长、责任护士等人员组成。专项小组成员认为,主要从护士的风险防范意识、健康教育的有效性、预防措施的有效落实、护士自身水平的提高等几个方面制订相应对策。

2. 通过团队协作,共同完善导管固定及防脱管的相关知识及规范操作流程。

D:执行

1. 对护士进行防脱管的规范化培训,要求全员掌握及评估留置导管患者脱管存在的风险。

2. 规范患者防脱管的警示标识,妥善固定各种导管,使导管各部衔接紧密。

3. 每天晨间护理时更换固定胶布,并做好固定部位的皮肤护理,保持皮肤清洁,易于固定。

4. 定时巡视,观察导管衔接部位有无松动,固定胶布有无卷边,如有卷边及时更换胶布,重新固定。翻身或搬动患者前先妥善固定好各导管,以防牵拉时引起导管脱出。

5. 检查患者及其家属对健康教育内容的知晓情况,督导防范措施的落实。

6. 更换引流装置时,动作应轻稳,以防用力过猛将导管脱出。

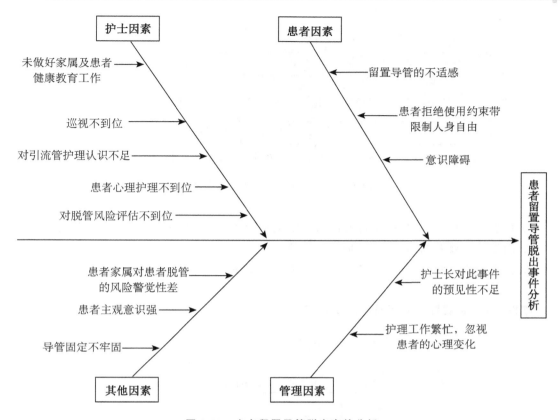

图 2-11　患者留置导管脱出事件分析

7. 对情绪不稳定、躁动的患者在取得患者及其家属同意后给予适当约束。

8. 加强交接班工作,各班履行职责。

9. 护士长定期查看有留置导管的患者,并及时评估其心理动态,发现问题及时进行心理疏导。

10. 完善了留置导管固定及防脱出操作流程(附件 2-7)。

C:检查

经过持续检查、抽查及反馈信息收集,患者脱管事件及不配合医护工作的家属教育问题引起了全科人员高度重视,非计划性拔管事件发生率显著降低。

1. 护理部监控并定期检查病区情况。

2. 科室质控小组成员进行追踪检查,护士长作为第一责任人负责追踪检查责任护士工作落实情况。

3. 责任护士严格交接班,及时发现患者存在的脱管风险并采取防范措施。

4. 加强对护士的学习培训,做好患者及其家属的健康教育工作。

病区内未再出现非计划性拔管事件,见图 2-12。

A:总结

1. 通过此次事件的追踪检查,本科室在患者留置导管的安全管理中不断总结经验教训,完善制度,降低脱管率。努力做好各项预防措施,并定期检查落实情况。

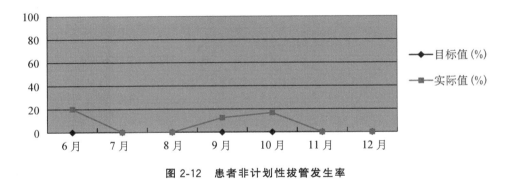

图 2-12　患者非计划性拔管发生率

2. 加强全科护士的培训,坚持共同参与防范的管理方法,为患者提供安全的就医环境。

3. 加强护士修养的培养,增强护士的责任心。

4. 在工作中不断改进防范措施,提高各项护理质量。

附件 2-7　留置导管固定及防脱出操作流程

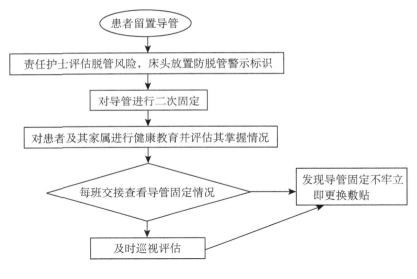

（辛丽丽　李国英）

七、漏执行留置胃管医嘱

【事情经过】

回肠造口还纳术后患儿,男,6 个月,手术当日 17:25 医师下达"置胃管"医嘱,小夜班护士在 17:30 处理医嘱时未仔细查看,给予成批量处理医嘱,执行医嘱,导致未给患儿置胃管。患儿术后第 1 日 16:30 出现呕吐,通知值班医师,嘱继续观察,未给予特殊处理。术后第 2 日晨,护士长查看患儿时发现患儿呕吐草绿色胃液,查看医嘱后发现置胃管医嘱未实施,护士给予置胃管,持续胃肠减压,并通知医师。患儿于置管 6 日后停胃肠减压,病情恢复顺利。

【原因分析】

通过本次事件的深入调查,旨在了解患儿漏置胃管的根本原因,调查事件发生的各个环节,召开科室专题讨论会议,同时采用头脑风暴法,绘制鱼骨图,找出可能导致患儿漏置胃管发生的原因。科室人员经过分析论证,确定以下为主要原因(图 2-13)。

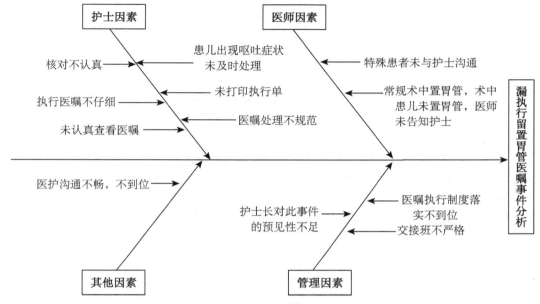

图 2-13 漏执行留置胃管医嘱原因分析

【PDCA 整改过程】

P:计划

科室成立专项小组,由护士长、责任护士等人员组成。专项小组成员认为,主要从护士的责任心、工作职责的执行、工作流程的合理化及护士的专业水平提高等几个方面制订相应对策。

D:执行

1. 对护士进行医嘱处理的培训,要求护士打印出所有医嘱的执行单(包括护理执行单)。

2. 护士依据打印出的护理执行单每项执行后打钩、签名。

3. 加强交接班工作,各班认真履行职责。

4. 护士长定期查看护理执行单执行情况。

5. 通过团队协作,共同制定出医嘱处理及执行的流程(附件 2-8)。

C:检查

经过持续检查、抽查及反馈信息收集,对医师下达特殊医嘱及护士漏处理医嘱问题引起了全科人员高度重视,通过采取相应措施降低了医嘱漏执行情况。

1. 护理部监控并定期检查病区情况,未发现医嘱漏执行情况。

2. 科室质控小组成员进行追踪检查,各医嘱执行单打印、执行率高。

3. 责任护士严格交接班,及时发现护士漏执行医嘱现象。

经过持续检查、抽查及反馈信息收集,护士漏执行医嘱及漏置胃管事件引起了全科人员高度重视,未再发生护士漏置胃管事件,见图 2-14。

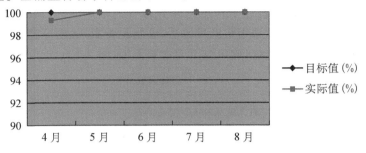

图 2-14　护士执行置胃管医嘱的正确率

A:总结

1. 通过此次事件的追踪检查,本科室在处理医嘱管理中不断总结经验教训,完善制度,降低漏执行医嘱的概率。护士努力做好各项护理工作,并定期检查落实情况。

2. 若要降低漏执行医嘱发生率,关键在于医师下达医嘱及护理人员处理医嘱的流程。加强全科护士的培训,坚持共同参与的防范管理,为患者提供安全的就医环境。

附件 2-8　执行医嘱工作流程

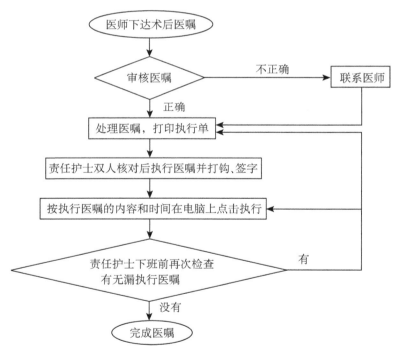

（张　琳　柳国芳）

八、气管内插管非计划性拔管

【事情经过】

患者,李某,男,60岁,于某日16:00急诊就诊,因病情需要留观抢救室,诊断为肺源性心脏病。19:40患者喘憋加重,急查血气分析,结果为 PaO_2 180mmHg, $PaCO_2$ 131mmHg,经家属同意后给予患者气管内插管并呼吸机辅助呼吸。因插管后患者无烦躁表现,患者家属拒绝使用镇静药,护士给予约束带固定患者双上肢,并告知家属约束的重要性及气管内插管相关注意事项。23:30护士巡视患者时,发现患者双上肢的约束带松弛,在患者家属协助下予以重新固定约束带,当解开右手约束带时,患者迅速用力挣脱右手,将气管内插管拔出。护士立即予以面罩吸氧,并通知医师,遵医嘱予以无创呼吸机辅助呼吸,密切观察患者生命体征,并请麻醉科医师予以重新气管内插管,气管内插管过程顺利,患者生命体征平稳,家属表示理解无异议。

【原因分析】

气管内插管的非计划性拔管是评价护理质量的重要指标,《三级医院评审标准实施细则(2011年版)》,明确要求将人工气道脱出例数作为重症医学科质量检测指标。通过统计2016年1月至2017年6月气管内插管非计划性拔管的数据发现,目前我科的气管内插管非计划性拔管的发生率为2.9%～3.6%。

通过本次事件的深入调查,旨在了解此次事件发生的根本原因,调查事件发生的各个环节,并与家属沟通,召开科室专题讨论会议,同时采用头脑风暴法,绘制鱼骨图,找出可能导致此事件的原因。科室人员经过分析论证,确定以下为主要原因(图2-15)。

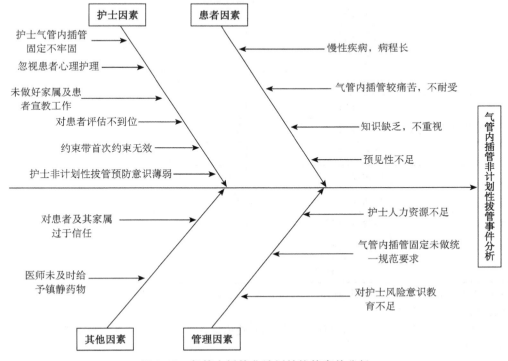

图 2-15 气管内插管非计划性拔管事件分析

【PDCA 整改过程】

P:计划

1. 科室成立专项小组,由护士长、责任组长、质控成员等人员组成。主要从患者非计划性拔管风险评估、加强宣教、规范气管内插管固定方式、加强护士对非计划性拔管风险意识等几个方面制订相应对策。

2. 通过团队协作,规范气管内插管固定及约束带约束的操作规范。

3. 通过采取各项措施,将气管内插管非计划性拔管发生率降至1%。

D:执行

1. 召开全体护士会议,通报此次事件,引起全体护理人员的重视,加强全体护理人员对非计划性拔管风险意识的教育。

2. 采用头脑风暴法,并积极进行文献资料查阅及向相关科室人员学习等方法,发挥团队协作,决定对气管内插管患者应用以下评估表进行"非计划性拔管风险评估"(表 2-2)

表 2-2　非计划性拔管风险评估表

评估内容		计分	评分
年龄	<7 或>70 岁	1	
意识	嗜睡	1	
	恍惚	2	
	躁动	3	
情绪	焦虑/恐惧	1	
活动	术后 3 天内	3	
	偏瘫	2	
	活动	2	
导管(按数量累计计分)	Ⅰ类导管	3	
	Ⅱ类导管	2	
	Ⅲ类导管	1	
疼痛	可耐受	1	
	难耐受	3	
沟通	一般,能理解	1	
	差,难以理解	3	
总分			

备注:Ⅰ类导管:此类导管如稍护理不当,即可直接危及患者生命,迅速造成患者死亡。如气管内插管、气管切开套管、颅内引流管等。

Ⅱ类导管:此类导管如护理不当,可危及患者生命,造成患者死亡。如胸腔闭式引流管、深静脉置管、T管、Y形管等腹内引流管。

Ⅲ类导管:此类导管如护理不当,不会直接危及患者生命,造成患者死亡等严重后果。如胃管、周围静脉穿刺、尿管、普通引流管等。

3. 组织质控小组成员对气管内插管固定方法进行讨论,同时请导管管理委员会给予固定相关知识培训,制定本科室气管内插管固定、管理规范并组织培训(附件 2-9)。固定方法如下。

(1)使用胶带将气管内插管及牙垫环形粘贴包裹,固定牢固。

(2)使用寸带再次固定气管内插管及牙垫并打死结。

(3)将寸带自耳上环绕固定,在面颊部打死结,松紧以一指为宜。

(4)将第 2 根寸带同第 1 根寸带固定方法再次固定气管内插管及牙垫,并自颈后环绕。

4. 加强对气管内插管患者及其家属的宣教,提高其非计划性拔管的风险意识。

5. 抢救室增加护理力量,增加 1 名辅班护理人员。

6. 对所有气管内插管的患者及其家属加强宣教,对患者一律予以约束双手,进行非计划性拔管风险评估,风险高的患者予以相应的预防措施。

7. 加强对气管内插管患者的病情观察,及时发现拔管指征,并通知医师予以评估处置,缩短患者的带管时间,减轻患者痛苦。

C:检查

为了更好地落实所制定的对策,我们将气管内插管固定纳入本月质量控制重点内容,采取持续检查和不定期抽查相结合的方式。

1. 护士长每日查看气管内插管患者,检查是否约束双手及气管内插管固定是否按照规范要求执行。

2. 各责任组之间相互检查,质控小组成员进行不定时抽查,并与质控绩效挂钩。

3. 晨会集体交班时,加强对气管内插管非计划性拔管相关知识的学习及讨论,提高护士风险意识。

4. 检查气管内插管患者床旁交接班,以及是否做到每班查看患者约束情况及气管内插管固定情况。

气管内插管固定合格率明显提高,达到目标值 100%,见图 2-16。

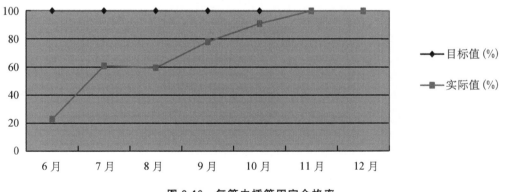

图 2-16 气管内插管固定合格率

A:总结

1. 通过此次事件的追踪检查,本科室在气管内插管非计划性拔管事件中不断总结经验教训,并完善各类导管的固定规范及要求,改善效果明显。

2. 总结改善流程的经验,优化气管内插管非计划性拔管的防范护理流程。

附件 2-9 气管内插管非计划性拔管防范护理流程

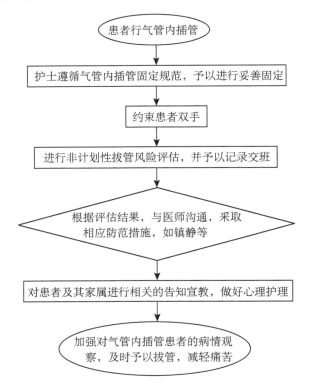

（代月光 李梦瑾）

第3章

压力性损伤事件典型案例剖析

一、无创呼吸机鼻塞导致皮肤压力性损伤

【事情经过】

患儿,宫某之子,为早产儿,病情危重,呼吸困难。某日起使用经鼻无创呼吸道正压通气(N-CPAP)辅助呼吸,自鼻孔处置入鼻塞加压给氧,为防止患儿发生压力性损伤,给予患儿鼻部粘贴康惠尔水胶体敷料保护。第4日17:30,患儿病情平稳后停用无创呼吸机辅助呼吸,由责任护士为患儿揭除康惠尔水胶体敷料,发现患儿鼻部水胶体敷料覆盖处有两处皮肤破损,分别为0.5cm×0.5cm及0.1cm×0.1cm,立即报告护士长及主治医师,并给予破损处皮肤碘伏消毒,生理盐水脱碘,粘贴美皮康敷料,请皮肤科医师及伤口治疗师会诊后,遵医嘱给予局部涂抹莫匹罗星(百多邦)、重组牛碱性成纤维细胞生长因子凝胶(贝复新),保持局部清洁,14天后患儿鼻部破损皮肤愈合完好。

【原因分析】

通过本次事件的深入调查,旨在了解使用无创呼吸机时对皮肤评估及预防皮肤损伤过程是否合理,调查本次事件发生的各个环节是否存在漏洞,积极查找原因,召开科室专题讨论会议,同时采用头脑风暴法,绘制鱼骨图,找出可能导致该不良事件发生的原因。科室人员经过认真分析,确定以下为主要原因(图3-1)。

【PDCA整改过程】

P:计划

1. 针对鱼骨图原因分析,科室成立专项小组,由护士长、领班、护师等人员组成。专项小组的成员认为,主要从规范落实使用无创呼吸机患儿皮肤的评估、带教的规范性及相关操作流程的完善几个方面制订相应对策。

2. 通过团队协作,完善应用无创呼吸机患儿的皮肤保护流程及措施。

D:执行

1. 树立护士风险意识,保证患儿护理质量

(1)增强科室人员风险意识,针对高风险患儿提前做出保护性的预防措施。

(2)患儿入院时与家长签署护理风险告知书(附件3-1)。

(3)定期对科室人员进行相关知识的培训,提高护理人员对护理风险的认知度。

2. 梳理、完善工作流程(附件3-2),规范护理操作

(1)患儿使用N-CPAP辅助呼吸前做好评估工作,选择合适的保护性敷料。

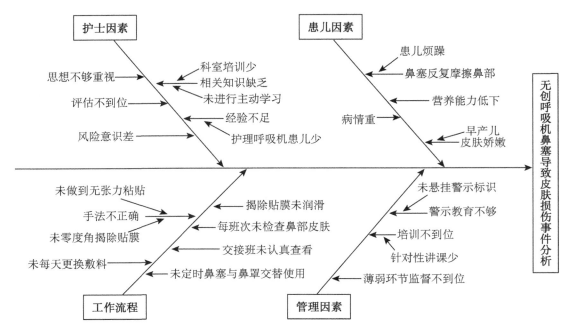

图 3-1　无创呼吸机鼻塞导致皮肤损伤事件分析

(2)使用时采用无张力手法粘贴敷料。

(3)保护性敷料使用期间每天更换。

(4)保护性敷料使用期间密切观察患儿局部皮肤情况,做好床旁交接班。

(5)患儿在使用 N-CPAP 期间鼻塞与鼻罩交替使用。

(6)揭除保护性敷料时先用润滑剂润滑后再揭除。

(7)零度角揭除保护性敷料。

3. 精细化护理,预见性处理

(1)评估患儿,若其存在高危因素,及时上报护士长,选择合适的保护性敷料。

(2)使用专用喷剂揭除敷料。

(3)相关患儿床头悬挂警示标识。

4. 严格检查,督导到位

(1)监护室内责任护士严格床旁规范交接班,领班护士应掌握全科室内重点患儿情况并及时检查。

(2)护士长每日查看科室重点患儿整体情况。

(3)每月定期召开质控会,重点讨论措施是否实施到位。

C:检查

经过每天持续检查及每周抽查,患儿医源性皮肤损伤问题引起了全科人员高度重视,经过梳理流程和统一操作规范,未再发生无创呼吸机鼻塞导致皮肤压力性损伤问题,护理人员严格执行工作流程,护理质量较前提高。

1. 护理人员工作流程掌握到位并能够严格落实。

2. 各班次工作严格交接到位。

3. 应用保护性敷料的患儿使用期间皮肤无损伤。

A：总结

1. 通过此次事件的追踪检查，科室不断总结经验教训，完善制度，努力做好使用无创呼吸机过程中保障患儿皮肤完整性的各项预防措施，并定期检查落实情况，避免类似事件的再次发生。

2. 保护患儿皮肤的完整性，关键在于护理人员的精细化护理，加强全科护士相关风险意识的培训，集体参与防范管理，为患儿提供优质护理服务。

附件 3-1　风险告知书

使用无创呼吸机患儿护理风险告知书

尊敬的患儿家长：

您好！目前您的孩子（＿＿床＿＿＿＿＿＿）在我科住院，由于病情需要，需使用经鼻持续气道正压通气（N-CPAP）辅助呼吸，为了维护患儿及家属的知情权，特此向家长说明以下情况。

使用经鼻持续气道正压通气（N-CPAP）治疗过程中，为防止鼻塞对患儿鼻部的压力性损伤，我们会采取在患儿鼻部粘贴保护性敷料的措施，以达到预防损伤的目的，虽然保护性敷料外敷能在一定程度上降低鼻部皮肤损伤率，但新生儿皮肤娇嫩，尤其早产儿更甚，可能会造成以下后果，特此向您告知。

1. 使用鼻塞时，由于鼻塞固定强度较难把握，可能会对鼻腔内黏膜造成损伤。

2. 长期使用经鼻持续气道正压通气（N-CPAP）治疗可能会导致患儿鼻部受压、变形，甚至鼻中隔缺损。

3. 部分患儿可能会对保护性敷料过敏，导致皮肤红肿甚至破损。

以上情况家属已详知，同意使用无创呼吸机正压通气，愿意承担以上相关风险。

家长签名：　　　　　　　　　　　　　　与患儿关系：

　　　　　　　　　　　　　　　　　　　护士签名：

附件 3-2 使用无创呼吸机患儿皮肤护理流程

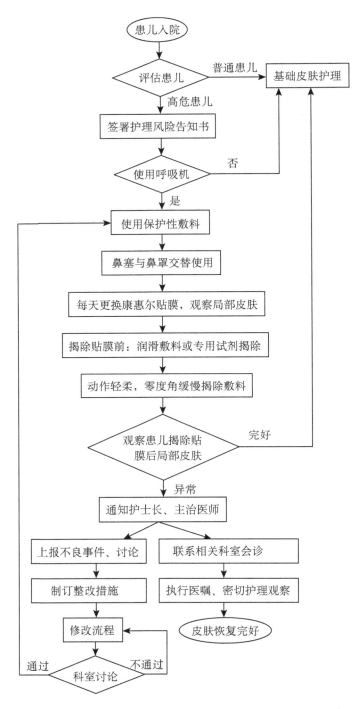

（邵　惠　王静远）

二、抢救后发生院内压力性损伤

【事情经过】

患者,女,64 岁,因"反复发热 1 月余,憋气伴声嘶 1 周"收住急诊科。10 月 11 日 10:40 患者病情突然发生变化,值班人员立即予以抢救,抢救过程一直持续到 13:00,在这期间患者持续保持去枕平卧位。抢救结束病情稳定后,患者于 13:30 转入 ICU。在与 ICU 护士交接时,发现患者骶尾部有 10cm×10cm 压红,边缘压之褪色,中间有 5cm×5cm 压红,压之不褪色,立即予以水胶体敷料覆盖以保护局部皮肤,并加强翻身。患者于 10 月 15 日自 ICU 出院,压力性损伤较前无明显改善。

【原因分析】

通过本次事件的深入调查,旨在了解发生院内压力性损伤的根本原因,调查事件发生的各个环节,并与家属沟通,召开科室专题讨论会议,同时采用头脑风暴法,绘制鱼骨图,找出可能导致院内压力性损伤发生的原因。科室人员经过分析论证,确定以下为主要原因(图 3-2)。

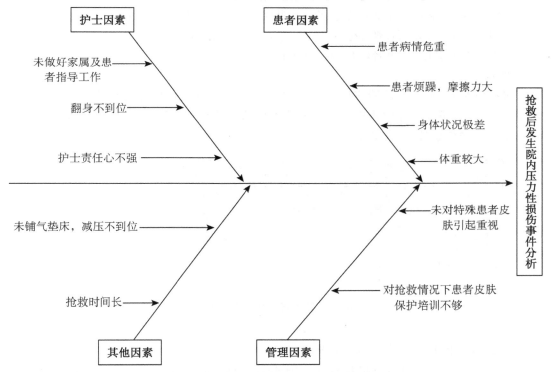

图 3-2　抢救后发生院内压力性损伤事件分析

【PDCA 整改过程】

P:计划

1. 科室成立专项小组,由护士长、护理小组长、护师等人员组成。专项小组成员认为,主要从护士的防范意识、健康教育的有效性、护士自身水平的提高等几个方面制订相应对策。

2. 强调团队协作,指导大家在临床护理工作中遵守操作流程,预防发生院内压力性损伤,并鼓励患者及其家属主动参与进来。

D:执行

1. 对护理人员进行预防发生院内压力性损伤的培训,要求全员掌握 Braden 评估表的使用方法,及时发现高风险患者,并做好预防措施的落实。

2. 规范防压力性损伤的警示标识,严格交接班。

3. Braden 评分低的患者,发生压力性损伤风险高,要提前干预,并动态评估患者情况,预防性应用气垫床、水胶体敷料及赛肤润等。

4. 完善压力性损伤防范流程(附件 3-3),加强压力性损伤高风险患者的床边巡视,定时翻身,保证床单位的整洁、平整、干燥。

5. Braden 评分≤16 分的患者,签署压力性损伤风险教育知情书,及时做好患者及其家属的健康宣教,使其充分认识预防压力性损伤发生的重要性,鼓励主动参与。

6. 检查患者及其家属对健康教育内容的知晓情况,督导防范措施的落实。

7. Braden 评分高于 16 分的患者,要重视其病情变化,一旦发生病情变化要随时重新评估。

8. 护士长定期查看并评估重点患者的皮肤情况,对存在的问题及时进行指导。

9. 护士长进行科内培训,遇有抢救等特殊情况,及时应用预防压力性损伤贴,与家属及时沟通。

10. 加强护士责任心,患者转出前应详细评估皮肤。

C:检查

经过持续检查、抽查及反馈信息的收集,患者发生压力性损伤事件引起了全科医护人员的高度重视,全科人员在工作中积极进行压力性损伤的风险评估,并正确实施预防措施,未再发生院内压力性损伤事件,见图 3-3。

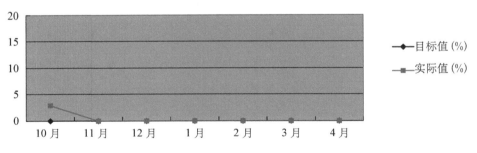

图 3-3 院内压力性损伤发生率

1. 护理部监控并定期检查病区情况。

2. 科室质控小组成员进行追踪检查,护士长作为第一责任人负责追踪检查责任护士压力性损伤预防措施的落实情况。

3. 责任护士严格交接班,及时发现患者存在的压力性损伤风险并采取防范措施。

4. 加强对护士的学习培训,指导护士对患者进行压力性损伤的风险评估。

A:总结

1. 通过此次事件的追踪检查,本科室人员在患者压力性损伤的预防管理中不断总结经验教训,完善工作方法,杜绝了院内压力性损伤的再次发生。

2. 加强全科护士的培训,坚持全员参与,防范压力性损伤的发生。

3. 加强护士专业素养的培训,增强护士的责任心,坚持共同参与压力性损伤的防范管理。

4. 在工作中不断改进,提高各项护理工作质量。

(辛丽丽　张文燕)

三、术后发生院内压力性损伤

【事情经过】

患者,男,78 岁,诊断"腹腔感染、糖尿病、低蛋白血症"。8 月 20 日 17:00 因急症在 CT 引导下行"脓肿引流术",当日 19:00 返回病房。值班护士查看患者皮肤情况,皮肤完好,进行 Braden 评分 17 分,护士常规给予术后宣教,并于大小夜交接班时再次查看患者皮肤,未见压红。于 8 月 21 日晨交接班时发现患者脊柱骨隆突 3 处 1cm×2cm 压红;骶尾部 4cm×5cm 压红,两处皮肤破溃,分别为 3cm×2cm、1cm×2cm;右足跟 2cm×5cm 压红。立即通知护士长、值班医师,进行 Braden 评分为 12 分,立即应用气垫床,外用减压贴,建立翻身卡,并对患者和家属进行相关知识的宣教,告知其压力性损伤发生的危险因素,以及压力性损伤的预防措施和处理措施,家属表示理解。住院 2 周后病情好转,压红消失,皮肤破溃处愈合,有部分色素沉着,顺利出院。

【原因分析】

本次压力性损伤事件给我们敲响了警钟,引起了科室全体成员的重视,我们调查了当天小夜班和大夜班护士,查看了当天的护理记录,询问了患者和家属手术回来后患者的活动、出汗、体位、大小便及感知情况,召开科室全体护士专题会议,采用头脑风暴法,绘制鱼骨图,找出可能导致该不良事件发生的原因。科室人员经过认真分析,确定以下为主要原因(图 3-4)。

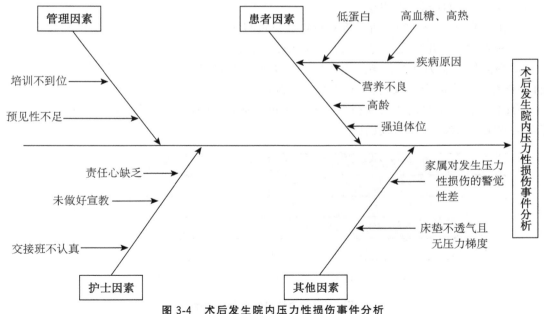

图 3-4　术后发生院内压力性损伤事件分析

【PDCA 整改过程】

P:计划

为了降低院内压力性损伤的发生率,成立了压力性损伤防范小组,由护士长、科室压力性损伤联络员、伤口造口成员及 3 个责任组组长组成。小组成员针对以上鱼骨图的原因制订相关对策,主要从健康宣教的有效性、护士相关知识的缺乏及防范意识薄弱等原因入手,通过查找相关资料,制订适合本科室的防压力性损伤宣教内容。

D:执行

1. 邀请院内伤口造口委员会主任给全科护理人员培训压力性损伤诊疗规范和防范措施,提高护士防范压力性损伤的意识。邀请负责护理文书的总护士长培训 Braden 评分的方法和要求,准确评估患者病情,制定个性化护理措施(附件 3-3)。

2. 实施床头交接班,高危患者查看患者皮肤,注意病情变化,加强责任心,与患者和家属及时沟通。

3. 由专人(责任组长)每天观察、评估、记录患者皮肤情况。重点患者做好患者和家属的预防压力性损伤的宣教工作,告知预防压力性损伤的重要性和方法措施。

4. 配合医师给予患者营养支持和心理支持。

5. 完善压力性损伤登记和上报制度,定期由压力性损伤联络员给护理部上报科室压力性损伤高危患者的情况。

C:检查

为了更好地贯彻执行制定的对策,我们采取持续检查和不定期抽查相结合的方式。

1. 护士长每天巡视病房,查看高危患者防范措施是否落实到位,每天抽查患者 Braden 评分情况,看是否填写规范。

2. 对压力性损伤高危患者每日交班时认真交接,及时评估可能发生压力性损伤的高危因素,避免院内压力性损伤的发生。

3. 由科室伤口造口护士每季度对科室成员进行压力性损伤相关知识的培训和督查考核。

4. 科室质控小组中设立专门人员,不定期抽查压力性损伤预防措施是否落实到位。

5. 每月统计压力性损伤高危患者发生压力性损伤的情况,上报护理部,每季度进行分析统计,查看发生率的走向及趋势,利于今后整改。

为此,我们对填写的压力性损伤评分系统进行抽查,查看责任护士的压力性损伤评分是否符合患者实际情况,并作折线图(图 3-5)。

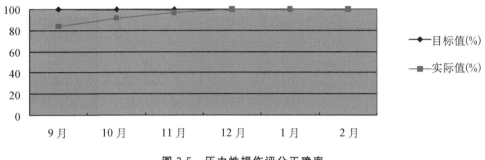

图 3-5　压力性损伤评分正确率

A：总结

1. 新入科护士对压力性损伤相关制度及防范措施认识不够，掌握不全面，应继续进行培训和考核。

2. 对个别出现的问题及人员持续跟进和关注。

3. 持续进行督导考核，直到科室人员形成习惯，做到全员掌握，全体参与。

（高俊茹　屈利娟）

四、低蛋白血症患者发生Ⅰ期压力性损伤

【事情经过】

患者，女，25 岁，消瘦，自发病以来食欲明显减退，入院时白蛋白 28g/L，Braden 评分 16 分。5 月 4 日 16：30，交班 A 护士和接班 B 护士共同床头交接患者病情。A 护士交代患者今日突发脑疝进行抢救，注意观察患者瞳孔及生命体征的变化，16：00 刚刚协助患者右侧卧位，皮肤正常。考虑到患者病情较重又刚刚翻身，B 护士查看患者瞳孔及监护仪提示生命体征与交班前无明显变化，未再查看患者受压处皮肤情况。18：00 B 护士再次巡视病房协助患者翻身，发现患者右髋部受压处皮肤出现 7.5cm×5cm 红肿，为Ⅰ期压力性损伤，即刻协助患者翻身，局部应用减压贴保护，根据患者病情适当增加翻身次数，再次向家属讲解压力性损伤预防的相关知识。次日晨皮肤压红症状基本缓解。

【原因分析】

通过对本次事件的调查分析，探讨患者发生压力性损伤的根本原因。科室内召开不良事件专题讨论会议，采用头脑风暴法，查找可能导致患者发生压力性损伤的原因。科室人员经过分析论证，确定以下为主要原因（图 3-6）。

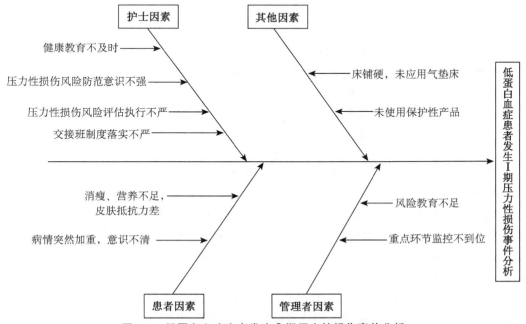

图 3-6　低蛋白血症患者发生Ⅰ期压力性损伤事件分析

【PDCA 整改过程】

P：计划

1. 针对鱼骨图分析,科室压力性损伤小组成员(护士长、护理小组长、护师)对压力性损伤风险评估方法、交接班制度及压力性损伤风险宣教制度重新学习,改进压力性损伤防范措施,护士长及护理小组长监督各项制度及措施落实情况。

2. 对于压力性损伤高风险人群床头悬挂防压力性损伤标识牌,并在护士站记事板重点标注,床头交接。

3. 制订近期目标,即 3 个月内院内压力性损伤发生率为零。

D：执行

1. 护士长带领病区护士学习患者压力性损伤防范措施与报告制度。每周利用晨间提问相关内容,考核护士学习效果。

2. 护士长带领病区护士学习压力性损伤风险评估表(Braden 评分量表)、交接班制度及压力性损伤风险宣教制度,随机考核护士学习效果。完善高风险患者皮肤压力性损伤防范流程(附件 3-3)。

3. 护士对患者的压力性损伤风险进行正确评分,高危患者床头悬挂警示标识,重点患者交接班,注重护理措施落实,护士长追踪落实情况。

4. 根据患者病情采取恰当的压力性损伤防范措施,包括使用翻身计划表,每 2 小时翻身一次,特殊患者每 1 小时翻身一次;使用隔绝潮湿的护理产品及敷料贴保护皮肤;加强营养支持,保持局部皮肤清洁。

5. 加强患者、家属及陪护人员宣教及现场指导,使其认识翻身的重要性。

C：检查

经过科室压力性损伤小组的工作指导与监察,科室人员共同努力,近 3 个月来科室无 1 例院内压力性损伤发生。

1. 护理部监控并定期检查病区情况。

2. 压力性损伤小组成员进行指导、追踪检查,护士长作为第一责任人负责追踪检查责任护士工作落实情况,并对护理人员相关制度及方法措施掌握情况进行考核。

3. 对于病情变化的危重患者及时落实压力性损伤风险再评估,各班护士仔细检查患者皮肤情况,并认真落实皮肤护理措施。

4. 对患者及其家属适时进行健康教育,增强压力性损伤风险患者及其家属皮肤护理的意识。

5. 危重患者严格床边交接班制度,认真查看患者皮肤,正确评估。

A：总结

1. 压力性损伤的管理,关键在于正确评估风险及对风险人群的防范措施的落实。通过对科室相关制度制定及压力性损伤防范措施的学习,护理人员掌握了压力性损伤风险的正确评估方法及压力性损伤防范措施,并在护理部的监控及压力性损伤小组的指导下,保障了护理人员制度、措施的正确落实。

2. 对患者、家属及陪护人员的宣教及指导,也是压力性损伤防范中不可缺少的部分。取得家属的理解和支持,压力性损伤的防范会起到事半功倍的效果。

3. 在本次调查中仍有不足的地方,如护理人员对患者的饮食指导没有做到个体化,对于患者的营养支持方面的知识掌握较少,根据以上情况拟开展护理人员营养相关知识的培训学习。

(韩　艳　王军红)

小结

针对本章压力性损伤发生的主要原因及主要环节,特制订高风险患者皮肤压力性损伤防范流程。

附件 3-3　高风险患者皮肤压力性损伤防范流程

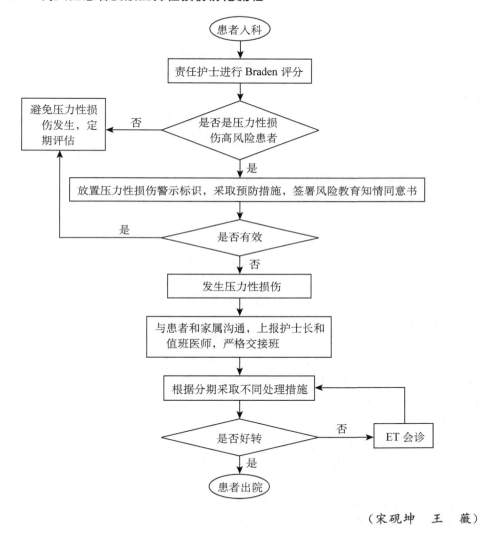

(宋砚坤　王　薇)

第4章

药物外渗事件典型案例剖析

一、多巴胺药物外渗

【事情经过】

患者,男性,79 岁,因"痰多喘憋 8 天"以"肺部感染"于 10 月 8 日 19:35 入院。患者神志清楚,血压 70/50mmHg,遵医嘱给予多巴胺 200mg 加间羟胺 100mg 以 1.5ml/h 静脉泵入。10 月 11 日 3:49 大夜班护士巡视病房时,发现患者左下肢静脉留置针处发生药物外渗,左外踝上方有 5cm×5cm 青紫伴水疱,周围红肿,立即停止泵入药物,分离头皮针,回抽残余药液,生理盐水 1ml 冲洗、稀释外渗药液,然后给予 1mg/ml 的酚妥拉明局部封闭,以及生理盐水 40ml 加酚妥拉明 20mg 溶液的无菌纱布湿敷。10 月 12 日患者外渗处皮肤损伤范围为 15cm×10cm,三处较大水疱破溃,面积分别为 1.5cm×1.5cm、3cm×2.5cm、3.5cm×4cm,基底部为紫红色,经专家会诊,给予食醋调和如意金黄散呈糊状,湿敷外渗部位,每日更换 4 次,观察局部皮肤变化情况。经过上述治疗,1 个月后患者皮肤破损处痊愈,局部留有 4cm×4cm 瘢痕。家属及患者表示理解,且未对患者造成严重不良后果。

【原因分析】

通过本次事件的深入调查,旨在了解发生药物外渗的根本原因,调查事件发生的各个环节,并与家属沟通,召开科室专题讨论会议,同时采用头脑风暴法,绘制鱼骨图,找出可能导致药物外渗发生的原因。科室人员经过分析论证,确定以下为主要原因(图 4-1)。

【PDCA 整改过程】

P:计划

1. 针对鱼骨图原因分析,科室成立专项小组,由护士长、护理小组长、护师等人员组成。专项小组的成员认为,主要从护士的防范意识、健康教育的有效性,护士自身水平的提高等几个方面制订相应对策。

2. 通过团队协作,结合护理部的药物外渗目录,共同制订本科室常用药物外渗目录,在治疗室及输液车等明显位置张贴,提高护士防范意识,杜绝药物外渗的发生。

D:执行

1. 加强全科护士的理论、操作培训,认真学习预防药物外渗的相关知识并进行不定期提问、考核。

2. 输注Ⅰ类刺激性、腐蚀性药物时,将红色防外渗标识贴粘贴于输液袋上。

3. 对于使用刺激性、腐蚀性药物患者,签署药物外渗安全告知书,评估患者及血管通路情

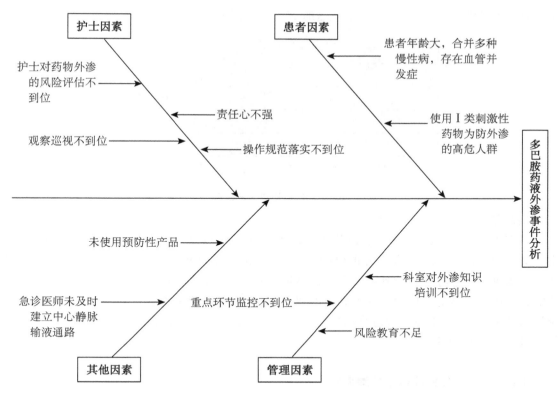

图 4-1　多巴胺药液外渗事件分析

况,首选中心静脉血管通路,及时与主管医师沟通,积极联系置管。拒绝中心静脉置管的患者,签署中心深静脉置管责任书,给予两条以上静脉通路,并及时更换输液通路。

4. 严格执行预防药物外渗的规章制度,重在制度落实到位,充分评估,科学选择血管,30～60 分钟巡视一次患者静脉通路情况。

5. 严格落实交接班制度,对于经外周静脉输注刺激性药物的患者,床旁查看彻底、全面。

6. 责任护士强化预防药物外渗的健康教育,取得家属的理解与支持的同时,请家属协助做好患者的安全管理。

C:检查

经过持续培训、反复督查,药物外渗的预防引起了全科人员高度重视,护士预防药物外渗制度掌握情况明显提升。

1. 对新入院使用刺激性、腐蚀性药物的患者健康教育做到位,药物外渗安全告知书签订100%,安全标识牌放置准确。

2. 护士通过对预防药物外渗知识的学习掌握,提高了对高危药品使用时的预见性护理。

3. 提高穿刺成功率,穿刺时避开关节部位,科学固定。

4. 监控期内(2015 年 11 月至 2016 年 3 月),急诊留观及抢救患者未再发生刺激性、腐蚀性药物外渗事件。

经过全科室共同努力,科室留观患者发生药物外渗情况有明显改善,2015 年 11 月至 2016

年 3 月药物外渗发生率降低,未发生率达到 100%,见图 4-2。

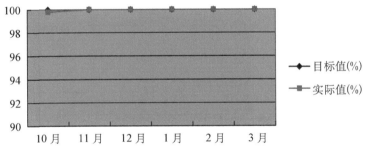

图 4-2 药物外渗未发生率

A:总结

科室于 2015 年 10 月修订了预防药物外渗流程(附件 4-1),要求科室人员严格遵守并落实。2015 年 11 月至 2016 年 3 月的监控期间,急诊留观及抢救患者未再发生刺激性、腐蚀性药物外渗事件。但存在药物外渗安全告知书填写不及时、外渗知识宣教不到位及困难外周血管需置入中心静脉时与医师沟通不到位的现象,应进一步对相关内容进行解析、培训,提高护患沟通效果;在建立中心血管通路流程上加强与急诊医师、麻醉医师的多学科协调合作,以确保患者的医疗和护理安全。

附件 4-1 预防特殊药物外渗流程

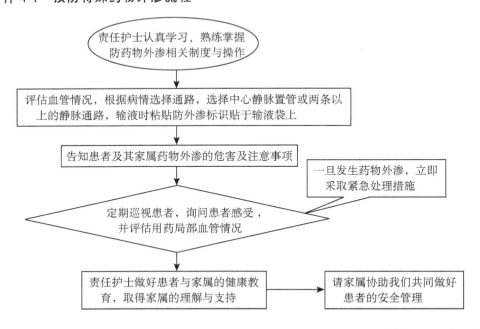

(谢红卫　冯　英)

二、小儿输注丙种球蛋白外渗

【事情经过】

患儿,男,1月龄,因"重症肺炎"入院。12月14日17:50给予患儿丙种球蛋白2.5g静脉输注,输注完毕后更换生理盐水冲管。20:55护士查看患儿留置针输液处,发现其足背、脚踝及下肢肿胀,发生丙种球蛋白外渗。立即拔除留置针,通知医师,给予患儿乙醇及硫酸镁交替湿敷、喜疗妥涂抹。30分钟后查看患儿,其下肢肿胀较前减轻,后持续湿敷。12月15日01:00,护士查看患儿发现其足背出现0.8cm×1cm淤青,给予患儿康惠尔贴外用,交班密切观察患儿局部情况。12月23日患儿出院时,其足背部淤青颜色变淡且已结痂,向患儿家长详细交代注意事项,家长表示理解。

【原因分析】

通过本次事件的深入调查,旨在了解发生外渗的根本原因,调查事件发生的各个环节,并与家长沟通,召开科室专题讨论会议,同时采用头脑风暴法,绘制鱼骨图,找出可能导致外渗发生的原因。科室人员经过认真分析,确定以下为主要原因(图4-3)。

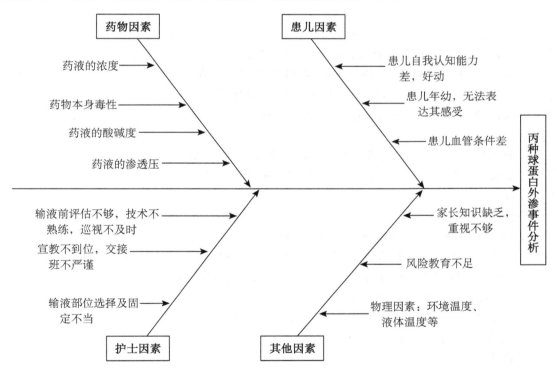

图 4-3 丙种球蛋白外渗事件分析

【PDCA 整改过程】

P:计划

针对鱼骨图原因分析,科室成立专项小组,由护士长、护理小组长、护师等人员组成。专项小组共同制订小儿静脉输液外渗的安全管理规定,护士在静脉穿刺过程中,应该严格遵守相关规范,并严格执行下列措施。

1. 建立科室刺激性、腐蚀性药品目录,并进行全员培训。

2. 使用刺激性、腐蚀性药品时,应签署药物外渗安全告知书,正确放置防外渗警示标识。

3. 严格执行操作规范,正确选择穿刺静脉,提高穿刺成功率,并妥善固定留置针,输液结束正确拔针,避免血管损伤,提高血管利用率。

4. 掌握药物的性能、特点及使用的注意事项。输液前做好预冲管,注意输入药物的浓度及速度,以免造成药物外渗。

5. 加强责任心,及时巡视患儿,输液过程中发现问题及时处理,并落实交接班制度。

6. 做好患儿及其家长的宣教。指导患儿及其家长自我观察,共同参与患儿安全管理。

D:执行

1. 制定了科室刺激性、腐蚀性药品目录,并进行培训、考核,做到全员掌握。

2. 及时签署药物外渗安全告知书,输液袋上粘贴防外渗警示标识。

3. 责任护士在选择穿刺静脉时,根据药物性质、量选择适宜静脉,根据患者疾病特点选择适宜的输液工具,并严格执行操作规范,穿刺成功后采取适宜的方式稳妥固定,避免针头的移动。

4. 加强护士责任心,30～60 分钟巡视患儿一次。输液过程中患儿出现哭闹,要查看穿刺部位有无异常,发现问题及时处理,并严格落实交接班制度。

5. 输液完毕,拧紧调节器,快速拔针,在针尖即将离开皮肤的瞬间,迅速用干棉签沿血管方向按压穿刺点及其稍上方,直至不出血为止,一般按压 5～10 分钟。切忌在按压处来回揉动,按压的力度要适中,以避免血管损伤,提高血管的利用率,防止皮下淤血和再次输液时发生渗漏。

6. 做好患儿及其家长的宣教,在输注刺激性、腐蚀性药物时要向患儿及其家长说明,输液部位尽量减少活动,并指导患儿及其家长自我观察,如果出现注射部位疼痛、肿胀,及时向护理人员报告。

C:检查

1. 对发生的静脉输液外渗事件,进行原因分析并提出整改措施。

2. 护士长每日早、中、晚 3 次巡视患者,重点查看高危患儿的静脉输液情况,查看责任护士对措施及交接班制度的执行情况,以及家长和患儿对静脉输液的认知情况,发现问题及时与责任护士沟通,及时纠正责任护士的工作行为。

3. 至 2015 年 6 月,患儿外渗发生率为 0.1%,预防外渗效果显著,继续加强预防外渗措施的实施,力争将患儿外渗病例降低至零,见图 4-4。

A:总结

1. 预防小儿静脉输液外渗的管理效果显著,在不断完善《预防小儿静脉输液外渗的安全管理规定》过程中,规范责任护士的工作行为,并增强患儿及其家长的依从性,优化患儿静脉输液流程(附件 4-2)。

2. 在持续加强日常的培训及监督工作中,重点关注以下内容。

(1)小儿静脉输液并发症及预防。

(2)小儿静脉特点及静脉输液相关护理等理论培训。

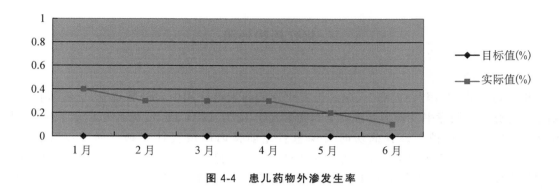

图 4-4　患儿药物外渗发生率

（3）对小儿输液基本功进行强化训练，并制定明确的小儿静脉输液固定规范细则，提高护士处理小儿静脉输液护理问题的能力。并能做到主动评估患儿的情况，及时主动与家长进行沟通，并减少因固定方法不规范或穿刺不成功导致的药液外渗。

附件 4-2　防止小儿静脉输液药液外渗流程

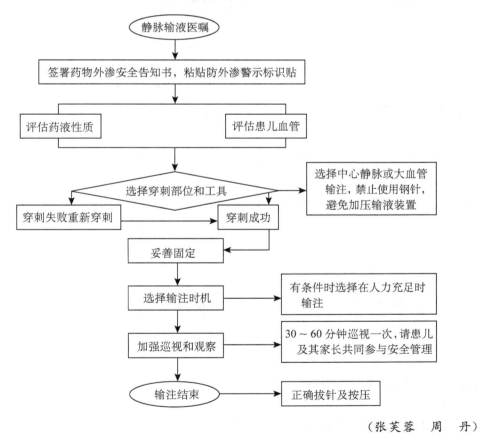

（张芙蓉　周　丹）

三、化疗药物外渗

【事情经过】

患者,女,38 岁,因"白血病"入院。患者化疗期间拒绝使用中心静脉置管,已签署拒绝使用中心静脉置管同意书及药物外渗安全告知书。于 12 月 15 日 12:50 患者开始输注表柔比星组液体,13:06 责任护士巡视病房时发现患者左前臂内侧留置针穿刺点周围皮肤有一处 1.5cm×2cm 的发红,自述疼痛,回抽有少量回血。立即停止表柔比星组液体静脉滴注,保留留置针在原血管内,回抽血液 2ml 弃掉,拔除留置针。局部给予地塞米松 5mg 封闭、贴水胶体敷料并冷敷 24 小时。科室定时追踪 1 个月,患者痊愈,局部无色素沉着及疼痛。

【原因分析】

通过本次事件的调查,旨在了解患者药物外渗的原因和护理流程是否存在漏洞,调查事件发生的各个环节,召开科室专题讨论会议,绘制鱼骨图,找出导致患者药物外渗的原因。通过本次事件的深入调查及科室人员的分析论证,确定以下为主要原因(图 4-5)。

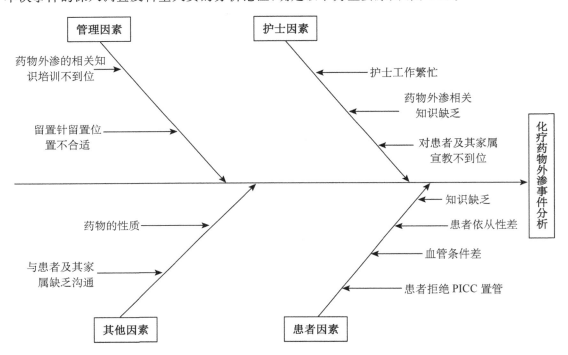

图 4-5　化疗药物外渗事件分析

【PDCA 整改过程】

P:计划

1. 科室根据不良事件讨论会议制度,成立专项小组,由护士长、护理小组长、护师等人员组成。明确科室高危药品的种类,全科护士加强学习高危药品管理规定,提高对高危药品的警惕性。

2. 提高护士对药物外渗事件的防范意识,加强护士对防范措施、处理流程及措施的学习。

D:执行

1. 明确责任人,提高护士的责任心,重点环节重点抓,责任护士对入院后患者全面了解其治疗、用药情况,及时签署协议书。

2. 严格规范操作流程,明确刺激性药物的种类,防范药物外渗。认真学习、掌握药物外渗的处理流程及措施(附件 4-3)。

3. 提高护士的法律意识,要学会保护自己,按静脉输液管理规范管理患者。患者拒绝 PICC 置管及留置针穿刺困难的,告知主管医师,并对患者的血管现状及以后可能会出现的血管情况进行一个全面的分析及预估;同意留置 PICC 管的,签署置管协议书,给予 PICC 置管。

C:检查

经过检查、抽查及反馈信息收集,患者药物外渗问题引起了全科人员高度重视,提高了医务人员对药物外渗事件的预防及处理能力,杜绝此类事件再次发生。

1. 护理部监控并督查病区的情况。

2. 质控小组成员及护士长追踪检查责任护士对患者药物外渗事件的处理是否规范。

3. 责任护士严格遵守制定的相关规定及制度,把健康宣教落到实处。

4. 加强护士的学习与培训,做好药物外渗规范的学习,更好的为患者服务,减少及减轻患者的痛苦。

经过全科室共同努力,科室住院患者发生药物外渗事件已明显下降,2016 年 1 月至 2016 年 5 月,患者未再发生药物外渗事件,达到目标值 100%,见图 4-6。

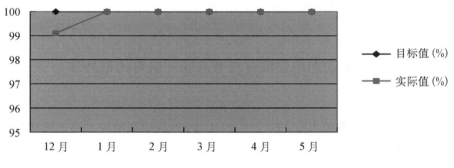

图 4-6　患者药物未外渗的发生率

A:总结

1. 通过此次事件的追踪检查,本科室在患者药物外渗的管理中不断总结经验教训,完善制度,降低药物外渗给患者带来的伤害。努力做好各项预防措施,并定期检查落实情况。

2. 若要降低药物外渗事件发生率,关键在于输注刺激性药物的前期管理及护理。加强全科护士的培训,坚持共同参与的防范管理,为患者提供安全的就医环境。

附件 4-3　输注刺激性药物防外渗流程

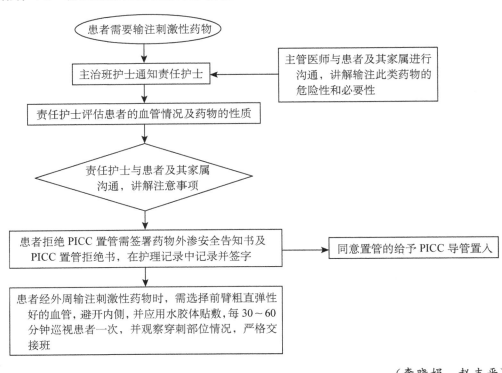

（李晓娟　赵志平）

四、CT 动态增强检查患者静脉注射对比剂外渗

【事情经过】

患者,庄某,女,55 岁,腹腔占位,于 12 月 24 日 8:00 在家属陪同下到放射科行上腹部 CT 动态增强加三维检查。CT 扫描过程中,技师在实施对比剂注射启动初始,陪检者示意患者有异常,护士赶往机房查看时,技师只停止了 CT 扫描,而未及时在操作面板上按下注射停止键,结果导致 40～50ml 对比剂注射至皮下组织。经查看,患者注射部位肿胀明显,面积约 10cm× 8cm,询问有胀痛。护士立即分离连接管,并重新选择对侧肢体行静脉穿刺,按要求完成检查。同时行对比剂局部外渗应急处置后,送患者回病房并严格交接。责任护士、技师跟踪随访至检查后 3 日,患者恢复良好,其家属表示理解。

【原因分析】

通过本次事件的深入调查,旨在了解对比剂渗漏的根本原因,调查事件发生的各个环节,并与患者家属沟通,召开科室讨论会议,同时采用头脑风暴法,绘制鱼骨图,找出可能导致对比剂渗漏的原因。科室人员经过分析论证,确定以下为主要原因(图 4-7)。

【PDCA 整改过程】

P:计划

1. 科室成立对比剂高压注射专项小组,由护士长、技术组长、护士和技师等人员组成。专

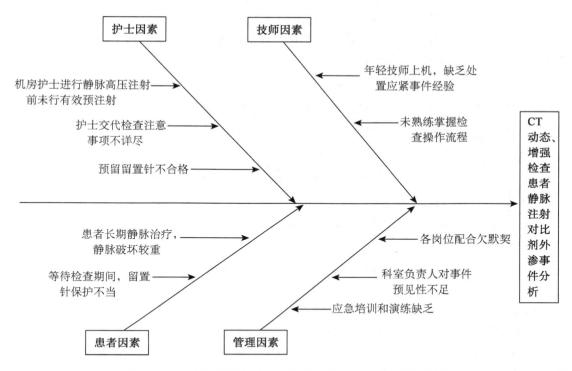

图 4-7　CT 动态、增强检查患者静脉注射对比剂外渗事件分析

项小组成员认为,主要从工作人员的防范意识、岗位之间的有效配合,以及护士、技师自身水平的提高等几个方面制订相应对策。

2. 通过团队协作,制订防止对比剂高压静脉注射外渗的有效措施,防止类似事件的再次发生。

3. 加强应急训练和演练,提高各岗位工作人员应急能力。

4. 强化各岗位年轻人员的带教,重视带教效果。

D:执行

1. 加强应急预案培训和演练,特别是针对年轻工作人员,经过应急知识培训,考核合格后才能上机操作。

2. 制定出对比剂高压静脉注射流程(附件 4-4),规范高压注射操作,加强机房护士的教育和培训,注射前必须严格按操作规范进行预注射,以确保留置针符合高压注射条件后,方能进行高压注射。

3. 操作间观察过程中,加强与技师的沟通与协作,查缺补漏,通过无间隙的岗位配合,减少不良事件的发生。

4. 加强患者健康教育,充分评估患者,详细交代高压注射风险,特别是针对长期放疗、化疗、肿瘤晚期、意识障碍等患者,争取得到患者的理解和配合。

C:检查

1. 护士长跟班督导重点患者高压注射对比剂全过程。

2. 岗位之间严格交接班,重点患者当面交接,严防工作流程脱节。

3. 责任护士与当班技师加强沟通,密切配合。

经过全科室共同努力,CT 增强检查患者发生对比剂外渗情况已明显改善,未再有外渗事件发生,达到目标值 100%,见图 4-8。

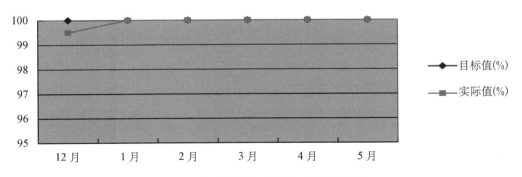

图 4-8　患者对比剂静脉外渗的未发生率

A:总结

1. 吸取经验教训,通过加强带教和在职培训,全方位提高年轻人员工作能力。

2. 加强年轻护士培训,通过对机房护士的教育和培训,使其各项工作严格遵守技术操作规范,确保患者安全和工作质量。

3. 以科室为单位,组织各岗位进行应急事件的联合培训和演练,进一步强化了工作人员的岗位配合和有效沟通意识。

附件 4-4　对比剂高压静脉注射流程

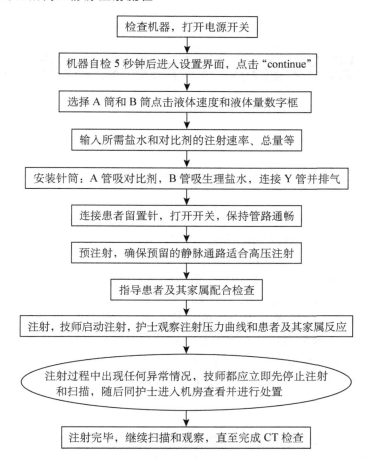

检查机器，打开电源开关

机器自检 5 秒钟后进入设置界面，点击"continue"

选择 A 筒和 B 筒点击液体速度和液体量数字框

输入所需盐水和对比剂的注射速率、总量等

安装针筒：A 管吸对比剂，B 管吸生理盐水，连接 Y 管并排气

连接患者留置针，打开开关，保持管路通畅

预注射，确保预留的静脉通路适合高压注射

指导患者及其家属配合检查

注射，技师启动注射，护士观察注射压力曲线和患者及其家属反应

注射过程中出现任何异常情况，技师都应立即先停止注射和扫描，随后同护士进入机房查看并进行处置

注射完毕，继续扫描和观察，直至完成 CT 检查

（张丕宁　任春云）

第5章

跌倒坠床事件典型案例剖析

一、患儿发生坠床

【事情经过】

徐某,男,2岁,于1月6日以"鞘膜积液"入院。入院时责任护士给予患儿家长入院宣教,教会家长正确使用床档方法,告知家长防止患儿坠床措施,并在床头放置防坠床标识,家长理解并签署护理安全告知书。1月8日20:00值班护士巡视病房,患儿及其家长坐在病床上玩耍,床档为拉上并固定状态。20:15患儿于病床上站立玩耍时,家长未扶稳突然从床上坠下,责任护士及值班医师立即到床旁查看。患儿神志清,呼吸平稳,双侧瞳孔等大等圆,直径3mm,对光反应灵敏,四肢活动好。左前额有一处面积为2cm×1cm血肿,无皮肤破损,无出血,患儿未诉头痛,无恶心呕吐。急行颅脑CT检查,提示未见明显异常。遵医嘱给予局部冷敷,密切观察患儿病情变化。患儿血肿逐渐消退,未诉头痛头晕、无恶心呕吐,无严重的不良后果。

【原因分析】

通过本次事件的深入调查,旨在了解患儿坠床的根本原因,调查事件发生的各个环节,并与其家长沟通,召开科室专题讨论会议,同时采用头脑风暴法,绘制鱼骨图,找出可能导致患儿坠床发生的原因。科室人员经过分析论证,确定以下为主要原因(图5-1)。

【PDCA整改措施】

P:计划

1. 针对鱼骨图原因分析,科室成立专项小组,由护士长、护理小组长、护师等人员组成。专项小组的成员认为,主要从加强健康宣教、落实坠床预防措施、提升患儿及其家长的安全意识、护士自身水平的提高等几个方面制订相应对策。

2. 通过团队的协作,共同制订出防坠床的标识及使用原则。

3. 质量改进小组根据选择的改进方案并结合现状,设立患儿防坠床的质量监测指标,经讨论审定,最终确定患儿防坠床有效率为100%。

D:执行

1. 落实制度,严格巡视,积极防范,提高服务质量

(1)认真学习护理相关核心制度,主要包括各级护理制度、交接班制度,各班履行职责并进行考核,加强交接班工作。

(2)规范使用跌倒、坠床危险评估表,对护士进行防坠床的培训,要求所有护士知晓并进行

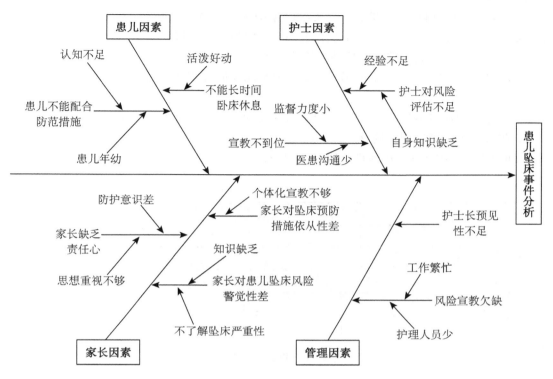

图 5-1　患儿坠床事件分析

考核。

（3）规范患儿防坠床的警示标识。

（4）完善患儿防坠床工作流程（附件 5-1）。

2．强化健康教育宣传

（1）与患儿及其家长沟通，提高患儿家长的风险意识，加强其责任心，检查患儿及其家长健康教育内容知晓率及防范措施的落实情况。

（2）杜绝患儿在床上、椅子、窗台等高处自行站立玩耍。

3．培养安全管理意识，保障医疗安全

（1）学习十大安全目标，增强科室人员安全管理意识，将安全目标融入到工作过程中。

（2）鼓励患儿、家长主动参与安全管理，护士长定期了解年幼患儿的心理动态并及时进行心理疏导。

4．加强检查力度

（1）科室质控小组成员进行追踪检查，护士长作为第一责任人负责追踪检查责任护士工作落实情况。

（2）建立患儿坠床的检查反馈机制，定期反馈检查结果，质控反馈到科室及个人，与绩效挂钩。

C：检查

经过持续检查、抽查及反馈信息收集，患儿坠床事件及不配合医护工作的家长教育工作问题引起了全科人员高度重视，经过加强监控、教育和培训考核，降低了坠床率。

1. 护理人员核心制度掌握到位并能够严格落实。

2. 跌倒、坠床风险评估表使用规范，责任护士能及时发现患儿存在坠床的风险并采取防范措施。

3. 全体护士经过培训学习，能够真正落实对患儿及其家长的健康教育工作。

4. 防坠床警示牌使用正确，效果良好。

患儿未发生坠床事件，达到目标值，见图 5-2。

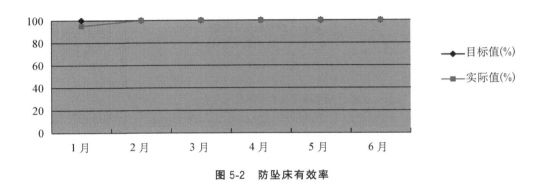

图 5-2　防坠床有效率

A：总结

1. 通过此次事件的追踪检查，本科室不断总结经验教训，完善制度，努力做好各项预防措施，并定期检查落实情况，避免类似事件的再次发生。

2. 若要降低坠床发生率，关键在于对患儿的监管及护理。加强全科护士的培训，坚持共同参与的防范管理，为患儿提供安全的就医环境。

附件 5-1　患儿防坠床流程

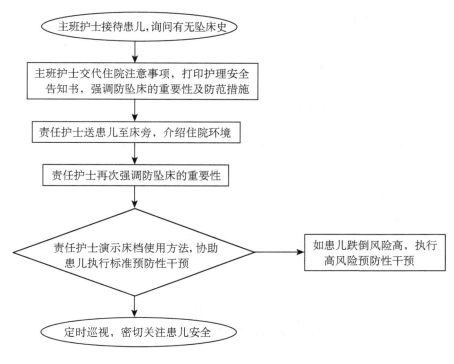

（王　琳　王红霞　马惠芳）

二、人工关节置换术患者发生跌倒

【事情经过】

患者,李某,女,71 岁,诊断为左膝人工关节置换术后。患者行走存在跛行,入院行跌倒风险评估为高风险患者,责任护士给予安全风险告知及安全防范教育,并悬挂风险标识牌,患者家属签署告知书。5 月 22 日 7:10 患者在家属（患者老伴）陪同下在病房走廊散步,家属未搀扶患者,患者不慎发生跌倒,立即通知医师,医师查看后发现患者左眼眶有一处 0.5cm×0.5cm 伤口,左膝肿胀,经影像学检查左膝人工关节无损坏。患者左眼眶给予伤口缝合,左膝肿胀处给予冰袋冷敷。经积极处理,患者左眼眶伤口愈合,左膝肿胀明显减轻,患者出院,患者及其家属表示理解。

【原因分析】

通过对本次事件的深入调查,主要了解跌倒高风险患者护理防范处置过程是否合理,调查从患者入院到跌倒发生整个过程中护理防范处置的各个环节,查找原因,召开科室专题讨论会议,采用头脑风暴法,绘制鱼骨图,找出可能导致该不良事件发生的原因。科室人员经过认真分析,确定以下为主要原因(图 5-3)。

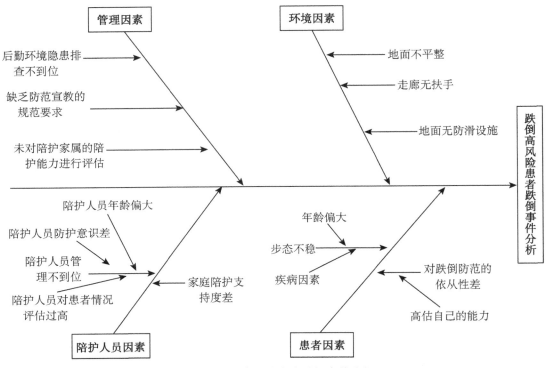

图 5-3 跌倒高风险患者跌倒事件分析

【PDCA 整改措施】

P:计划

1. 科室成立专项小组,由护士长、责任组长等质控成员组成。主要从环境风险评估、陪护家属陪护能力评估、规范防范宣教等几个方面制订相应对策。

2. 制订科室患者跌倒防范管理规定及患者跌倒防范管理流程。

D:执行

1. 建议后勤保障部门定期进行环境安全风险评估,积极排查环境安全隐患,做好环境安全保障;重新修整地面,建议走廊增加扶手。

2. 科室各责任组定期对分管区域进行环境安全风险评估,每月质量与安全小组活动时进行反馈,积极排查安全隐患。

3. 增加对陪护家属陪护能力的评估,对年龄偏大、缺乏陪护能力者,与患者委托人加强沟通,重点加强风险因素分析与解释,执意不替换者,须签署安全告知书。

4. 进一步规范跌倒防范宣教,针对低风险患者和高风险患者制定不同的跌倒防范宣教要求。对低风险患者注重防跌倒一般防护措施的宣教;对高风险患者的防范宣教,要求在一般防护措施的基础上,强调个性化宣教,因人而异;对依从性差、自我能力高估的跌倒高风险患者,应重点交接班,加强巡视,并强化宣教。要求跌倒高风险患者签署安全告知书。

5. 完善患者风险评估及防跌倒流程(附件 5-2)。

C:检查

经过持续检查、抽查及反馈信息收集,科室护理人员提高了对患者跌倒防范的重视,跌倒风险评估符合率及跌倒防范宣教落实率稳步提高,未来 6 个月未再发生患者跌倒不良事件,见图 5-4。

1. 通过护理部协调,走廊增加扶手。

2. 联合后勤保障部定期对病区环境进行安全风险评估,积极排除隐患,保障环境安全。

3. 通过每月的环境安全风险评估反馈,增强护士对环境安全风险管理的意识。

4. 对科室患者跌倒防范管理规定及患者跌倒防范管理流程进行全员培训,责任护士加强对陪护家属陪护能力的评估,提高跌倒风险评估符合率及跌倒防范宣教落实率。对跌倒高风险患者的防范宣教,强调个性化及针对性。

5. 护士长针对患者跌倒防范管理规定及患者跌倒防范管理流程的相关内容进行检查。

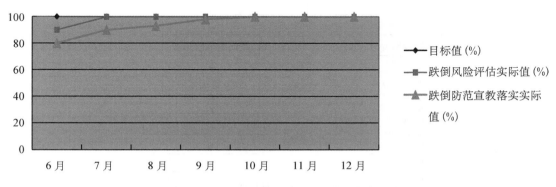

图 5-4　跌倒风险评估符合率及防范宣教落实率

A:总结

1. 通过此次事件的追踪检查,本科室在患者跌倒防范的管理中不断总结经验教训,进一步完善科室跌倒防范相关规定,制定跌倒防范管理流程,有效提高了跌倒风险评估符合率及防范宣教落实率。

2. 有效降低患者跌倒的发生率,关键在于对患者、陪护人员、环境的安全风险评估及跌倒防范宣教的有效落实。加强全科护士的培训,提高护士对环境安全风险管理意识,增强护士对高风险患者跌倒发生的防范意识,有效降低患者跌倒的发生率,减少患者的意外伤害。

附件 5-2　患者风险评估及防跌倒流程

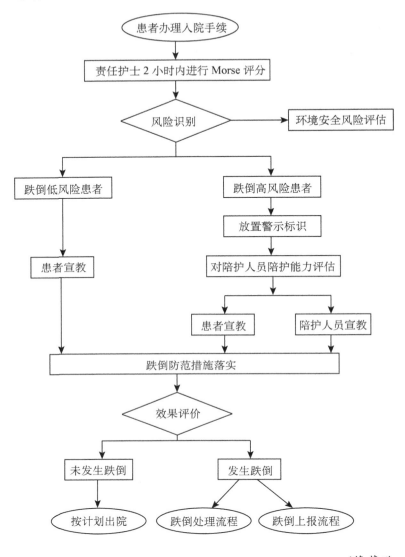

（修麓璐　杜忠军）

三、夜间患者跌倒

【事情经过】

患者为 65 岁老年男性,诊断为泛发性湿疹。3 月 5 日 23:20 患者下床去卫生间,起床后未开房间灯,未叫醒家属,在弯腰穿鞋过程中不慎跌倒。值班护士正在巡视病房,立即打开房间灯查看患者,患者右侧眼角有约 0.5cm 划痕,有散在片状红斑。立即通知医师,协助患者卧床休息,安慰患者,测血压 122/70mmHg,脉搏 76 次/分,呼吸 17 次/分,遵医嘱给予右眼角消毒处理,患者未诉其他不适,告知患者及其家属相关注意事项,患者及其家属表示理解。

【原因分析】

通过本次事件的深入调查,旨在了解患者跌倒的根本原因,调查事件发生的各个环节,并与患者家属沟通,召开科室专题讨论会议,同时采用头脑风暴法,绘制鱼骨图,找出可能导致患者跌倒发生的原因。科室人员经过分析论证,确定以下为主要原因(图 5-5)。

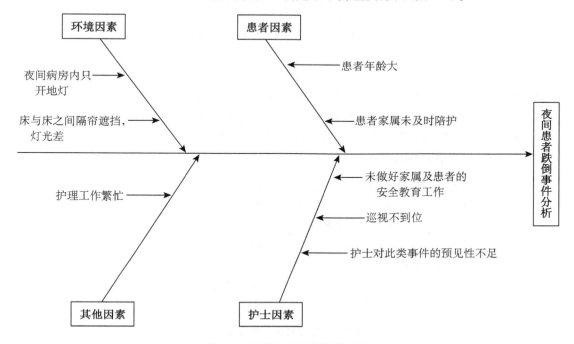

图 5-5　夜间患者跌倒事件分析

【PDCA 整改过程】

P:计划

1. 科室成立专项小组,由护士长、护理小组长、护师等人员组成。专项小组成员认为,主要从护士的防范意识、健康教育的有效性、护士自身水平的提高等几个方面制订相应对策。

2. 通过团队协作,共同制订出预防患者跌倒的措施。

D:执行

1. 完善患者防跌倒流程(附件 5-3)。对全员护士进行防跌倒相关知识的培训,要求全员护士对患者有无跌倒风险能准确评估。

2. 规范患者防跌倒的警示标识,对于存在跌倒、坠床高风险的患者在床头放置"防跌倒"警示标识,在病房易发生跌倒区域内张贴警示标识。

3. 加强交接班工作,尽量将患者安置在距离护士站较近的病房,加强对患者的夜间巡视,各班履行职责。

4. 做好健康教育,向患者及其家属详细讲解预防跌倒、坠床的重要性及注意事项,在患者下床活动时由家属照护,需要协助时要呼叫求助。

5. 各班应及时了解存在跌倒、坠床高风险患者的活动情况及意识状态,及时提醒患者及其家属注意防止跌倒、坠床。

6. 护士应及时通知医师跌倒、坠床高风险患者的情况,并进行针对性治疗。

C:检查

经过持续检查、抽查及反馈信息收集,患者跌倒事件引起了全科人员高度重视,通过采取相关预措施有效降低了患者跌倒的发生率。

1. 护理部监控并定期检查病区情况。

2. 科室质控小组成员进行追踪检查,护士长作为第一责任人负责追踪检查责任护士工作落实情况。

3. 责任护士严格交接班,及时发现患者存在的跌倒风险并采取防范措施。

4. 加强对护士的培训学习,做好患者及其家属的健康教育工作。

5. 责任护士严格遵守相关规定及制度,把健康教育落到实处。

6. 护士定期检查患者及其家属对健康教育内容知晓率及防范措施的落实情况。

2016 年 6 月,患者跌倒发生率明显下降,达到目标值零,见图 5-6。

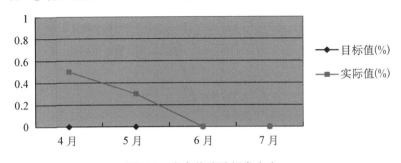

图 5-6 患者住院跌倒发生率

A:总结

1. 通过此次事件的追踪检查,本科室在患者防跌倒的管理中不断总结经验教训,完善制度,降低跌倒发生率。努力做好各项预防措施,并定期检查落实情况。

2. 若要降低跌倒发生率,关键在于患者的监管及护理。加强全科护士的培训,坚持共同参与的防范管理,为患者提供安全的就医环境。

附件 5-3　住院患者防跌倒流程

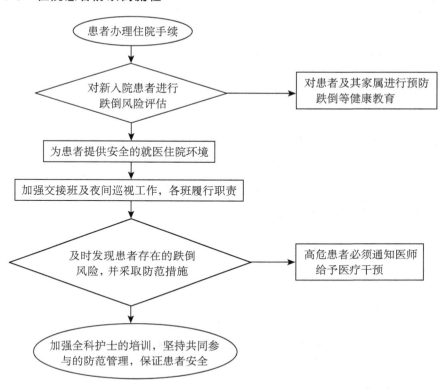

（韩　臻　李　媛　张巧巧）

四、家属陪同患者如厕跌倒

【事情经过】

患者为青年男性,初诊为急性白血病。入院时 Morse 评分为 20 分,生活自理能力评分为 40 分,一级护理。1 月 8 号 14:25 患者由其家属陪同如厕时突然晕倒在地,枕后部着地,责任护士听到家属呼叫后立即赶至现场,并通知值班医师,查看患者呈晕厥状态,立即给予按压人中穴,患者意识转清,面色苍白,自诉头痛、无恶心。医师查看患者后将患者移至病床,给予心电监护,示窦性心律,心率 78 次/分,律齐,血氧饱和度为 97%,血压 122/71mmHg,持续吸氧 3L/min,患者枕后有 2cm×3cm 血肿,有少量出血。14:40 患者自诉头痛、恶心,呕吐深褐色胃内容物;15:00 患者在值班医师陪同下行颅脑 CT 检查,未发现颅内出血;15:20 返回病房,患者仍诉头痛、恶心,请神经外科医师会诊,遵医嘱给予 0.5% 碘伏消毒枕后血肿,观察病情变化;20:50 行颅脑 CT 显示左侧颞枕叶脑出血,于 23:10 转入 ICU 继续治疗。

【原因分析】

通过本次事件的调查,旨在了解患者发生跌倒的原因和护理流程是否存在漏洞,调查事件发生的各个环节,召开科室专题讨论会议,绘制鱼骨图,找出导致患者跌倒的原因。通过本次事件的深入调查及科室人员的分析论证,确定以下为主要原因(图 5-7)。

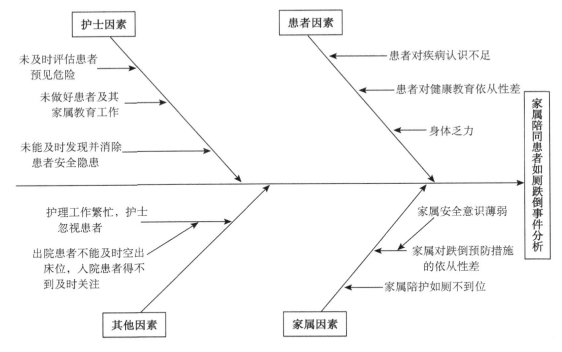

图 5-7　家属陪同患者如厕跌倒事件分析

【PDCA 整改过程】

P:计划

1. 科室延续不良事件讨论会议制,有护士长、护理小组长、护师等人员参加。会议认为,主要从护士对跌倒事件防范意识、健康教育的有效性、新入院患者的接待等几个方面制订相应对策。

2. 通过大家的努力,杜绝跌倒事件的发生及伤害。

D:执行

1. 明确护士接诊患者的工作流程(附件 5-4),主班护士接待患者后,将患者交予责任护士,责任护士必须在患者入院 2 小时内完成入院宣教及各种评分、知情同意书签字,强化护士的法律意识,加强对护理文书监管,防范医疗纠纷案例,增强护士对自身的保护意识。

2. 护士长加强对护士护理质量的管理,加大关键环节的护理质控。责任护士接待新入院患者必须认真查体,查看化验结果并做相应的健康教育,重视患者及其家属对健康教育内容的掌握情况,在日常工作中注意观察患者及家属对健康教育的依从性。

3. 明确此次事件中潜在的危险环节,不放过任何细小的环节。缩短新入院患者等待床位时间,杜绝其他危险环节的存在。

4. 重视新入院患者的监管,杜绝新入院患者的护理盲区及伤害事件的发生,提高医护人员对新入院患者的监管意识,所有患者入院后不允许离开病区,保障患者的安全。

5. 护士长加强对护士的监管与培训,认识风险,提高风险意识,提高护士的责任心,要求所有护士必须熟练掌握跌倒坠床的相关护理知识,做到防患于未然。

C:检查

经过检查、抽查及反馈信息收集,患者跌倒问题引起了全科人员高度重视,提高了医务人员对待跌倒事件的预防及处理能力,杜绝此类事件的再发生。

1. 护理部监控并督察病区的情况。

2. 质控小组成员及护士长追踪检查责任护士对患者防范跌倒事件的健康教育情况。

3. 责任护士严格遵守制定的相关规定及制度,把健康教育落到实处。

4. 加强护士的学习与培训,指导好患者及其家属的健康教育工作。

经过全科室人员的共同努力,科室住院患者发生跌倒情况已明显改善。2016 年 2 月至 2016 年 6 月,未跌倒发生率得到明显提高,达到目标值 100%,见图 5-8。

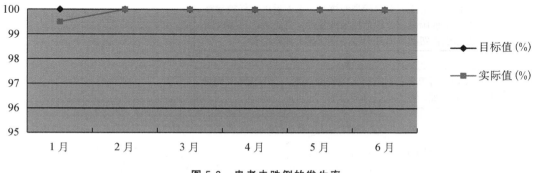

图 5-8　患者未跌倒的发生率

A:总结

通过此次事件的追踪检查,发现本科室患者跌倒、坠床的根本原因是贫血导致的晕厥,我们在管理中不断总结经验教训,完善相关工作流程,降低跌倒发生率。努力做好各项预防措施,并定期检查落实情况。主班护士接待患者时,要通知医师及时查看患者,了解患者基本情况,贫血严重患者立即通知责任护士给予安全干预,主班护士与责任护士对患者进行身份核对,无误后由责任护士将患者送至床旁。若床单位未准备好,将患者带至等候区休息,详细告知患者和家属注意事项,并嘱患者决不能私自离开病区,责任护士加强巡视和监管。

若要降低跌倒事件发生率,关键在于患者的监管及健康宣教。加强患者的细节评估,评估患者及其家属对疾病的认知程度及对预防跌倒、坠床措施的理解,加强患者和家属的健康宣教,提高患者和家属的依从性。做好坠床、跌倒防范,并加强全科护士的培训,提高护士的风险意识,坚持共同参与的防范管理,为患者提供安全的就医环境。

附件 5-4 新住院患者接诊评估流程

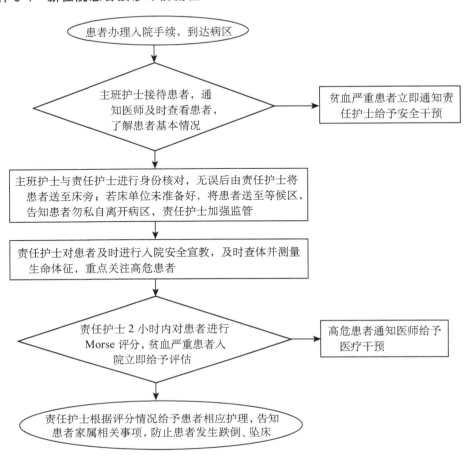

患者办理入院手续, 到达病区

主班护士接待患者, 通知医师及时查看患者, 了解患者基本情况

贫血严重患者立即通知责任护士给予安全干预

主班护士与责任护士进行身份核对, 无误后由责任护士将患者送至床旁; 若床单位未准备好, 将患者送至等候区, 告知患者勿私自离开病区, 责任护士加强监管

责任护士对患者及时进行入院安全宣教, 及时查体并测量生命体征, 重点关注高危患者

责任护士 2 小时内对患者进行 Morse 评分, 贫血严重患者入院立即给予评估

高危患者通知医师给予医疗干预

责任护士根据评分情况给予患者相应护理, 告知患者家属相关事项, 防止患者发生跌倒、坠床

(李晓娟 修 红)

五、烦躁患者跌倒

【事情经过】

18 床, 王某, 63 岁, 脑出血。神志清楚, 精神烦躁, 二级护理。夜班护士于 12 月 16 日 2:10 巡视病房时患者安静卧床休息, 双侧床档处于拉起状态。3:15 家属协助患者床旁排尿后去厕所倾倒尿液, 返回时发现患者自行取水杯喝水时不慎倒地, 家属将其扶起, 未通知护士。3:50 患者家属通知护士, 护士立即进行查看, 患者坐于床旁, 表情淡漠, 测血压为 150/90mmHg, 患者左侧颞部皮肤有 5cm×3cm 淤青, 立即通知值班医师。4:10 患者在家属及医师陪同下行颅脑 CT 检查, 因患者烦躁不配合, 无法进行 CT 检查, 遵医嘱继续观察病情变化。7:30 患者神志清楚, 精神可, 未述不适。9:25 查看患者, 强迫坐位, 表情淡漠, 左眼球结膜充血, 问之不应答, 再次行颅脑 CT 检查, 患者依然不配合。13:05 患者在家属及医师陪同下再次行颅脑 CT 检查, 颅脑 CT 显示左侧硬脑膜外血肿、蛛网膜下腔出血。12 月 18 日患者出现

昏睡转入神经外科继续治疗,给予降颅压、保护胃肠功能、营养神经和静脉营养治疗,于 12 月 28 日好转出院。

【原因分析】

通过本次事件的深入调查,旨在了解患者跌倒的根本原因,调查事件发生的各个环节,并与家属沟通,召开科室专题讨论会议,同时采用头脑风暴法,绘制鱼骨图,找出可能导致患者跌倒的原因。经过分析论证,确定以下为主要原因(图 5-9)。

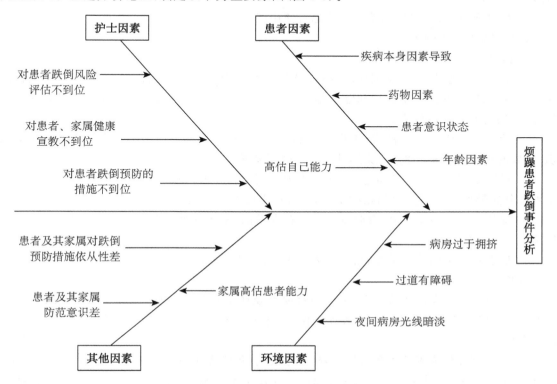

图 5-9　烦躁患者跌倒事件分析

【PDCA 整改过程】

P:计划

科室成立专项小组,小组成员主要由护士长、护师、高年资护士组成。专项小组成员认为,主要从提升跌倒/坠床风险评估准确率、落实跌倒预防措施、确保环境安全、提升患者及其家属的安全防范意识等几方面制订相应对策。

D:执行

1. 完善了患者跌倒/坠床风险评估及预防、处理流程(附件 5-5),对护士进行跌倒/坠床风险评估标准培训,要求全员掌握及准确评估患者跌倒/坠床存在的风险。

2. 规范患者跌倒/坠床的警示标识,对于存在跌倒/坠床高风险患者在床头放置"防跌倒"警示标识,在病房易发生跌倒区域内张贴警示标识,向患者及其家属详细讲解其意义及预防跌倒/坠床的重要性及注意事项。

3. 加强交接班工作,各班履行职责。

4. 各班护士应及时了解存在跌倒/坠床高风险患者的活动情况及意识状态,及时提醒患者及其家属预防跌倒/坠床的重要性。

5. 检查患者及其家属对健康教育内容知晓率及防范措施的落实情况,让患者及其家属意识到预防跌倒/坠床的重要性,以及发生跌倒/坠床的危害,患者及其家属能知晓并做好跌倒/坠床的预防措施。同时,告知家属一旦患者发生跌倒/坠床应立即通知医护人员进行相关检查及处理。

6. 科室设置轮椅存放区,统一存放患者使用的轮椅,使病房空间扩大,减少因道路及病房环境拥挤导致的跌倒事件发生。

C:检查

经过持续检查、抽查及反馈信息收集,患者跌倒/坠床事件、不配合医护工作的家属教育问题及患者、家属的安全防范意识问题引起了全科人员高度重视,通过采取相关预防措施降低了住院患者跌倒/坠床发生率。

1. 针对精神烦躁的患者,给予患者家属预防跌倒/坠床的安全教育,提高家属的安全意识,必要时给予患者适当约束,家属外出时及时通知护士。

2. 对于服用精神类药物的患者,应向患者及其家属详细讲解药物的作用、不良反应,引起患者及其家属服药后对安全问题的重视,同时护士要加强巡视。

3. 责任护士严格交接班,及时发现患者存在跌倒/坠床的高风险因素,并采取相应的防范措施。

4. 加强对护士的培训学习,指导患者及其家属的健康教育工作,对患者及其家属知晓率进行评价。

5. 对患者反复强调预防跌倒/坠床的重要性及防范措施,通过不同途径,如宣传图片、公休座谈会、PPT 等方式向患者展示发生跌倒/坠床事件的危害,让患者及其家属的安全防范意识不断增强。

1~6 月,跌倒/坠床发生率明显下降,6 月跌倒/坠床发生率为 0,效果显著,低于目标值,并继续呈下降趋势(图 5-10)。(患者跌倒/坠床发生率 = 跌倒/坠床患者人次 ÷ 在院人数 ×1000‰),根据近几年的监控情况设定目标值≤0.5‰。

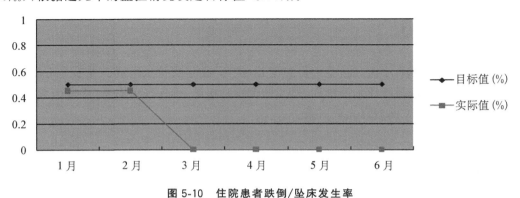

图 5-10　住院患者跌倒/坠床发生率

A:总结

1. 通过此次事件的追踪检查,本科室在患者跌倒/坠床管理中不断总结经验教训,完善制度,降低跌倒/坠床发生率。努力做好各项预防措施,并定期检查落实情况。

2. 降低跌倒/坠床发生率关键在于患者及其家属的监管及护理。

3. 加强全科护士的培训,坚持共同参与跌倒/坠床的防范管理。

4. 注重硬件设施的配置和管理,全方位为患者及其家属提供安全的就医环境。

附件 5-5　住院患者跌倒/坠床风险评估及预防、处理流程

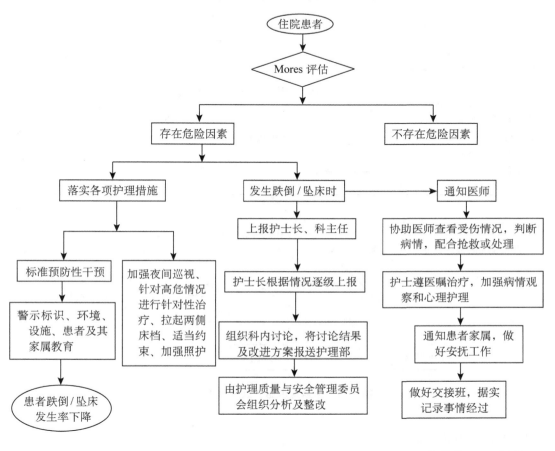

（张秀华　王金凤）

六、体弱患者站立跌倒

【事情经过】

患者,宋某,神志清楚,失语,肌力差,左侧肢体肌力Ⅲ级,右侧肢体肌力Ⅱ级。6 月 16 日 7:00 患者家属协助其在床边站立,家属取物品期间,患者失去支撑摔倒在地。7:10 大夜班护士巡视病房时,发现患者表情痛苦,家属告知护士患者摔倒,护士立即查看患者全身情况,未发现擦伤及皮肤颜色改变。通知医师查看患者,测血压为 188/84mmHg,遵医嘱给予卡托普利 25mg 口服,密切观察生命体征,并与责任护士重点交接患者生命体征,共同查看患者全身情况,未发现异常改变。8:50 责任护士巡视患者,发现患者右股骨外侧肿胀,皮肤颜色正常,立即通知医师,遵医嘱行 X 线片检查,示右股骨粗隆间骨折。9：50 患者返回病房,测血压 155/88mmHg,请骨科会诊,13：00 转往关节外科治疗。

【原因分析】

通过本次事件的深入调查,旨在了解患者跌倒的原因及工作流程是否存在漏洞,调查事件发生的各个环节,召开科室专题讨论会议,同时采用头脑风暴法,绘制鱼骨图,找出可能导致患者跌倒发生的原因。科室人员经过分析论证,确定以下为主要原因(图 5-11)。

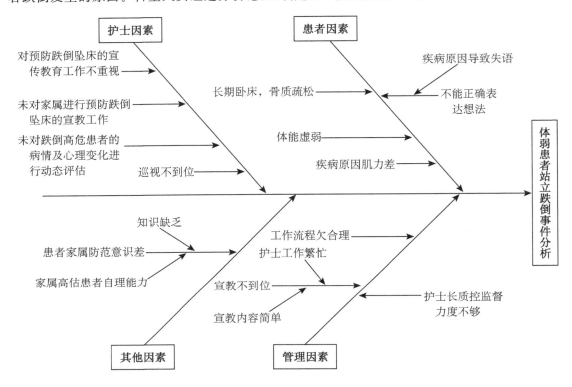

图 5-11　体弱患者站立跌倒事件分析

【PDCA 整改措施】

P：计划

1. 科室成立专项小组,由护士长、骨干护士组成。专项小组成员认为,主要从护士的责任心管理、护士宣教水平的提高、加强护患沟通、加强患者及其家属的防范意识、确保健康宣教的有效性、工作流程的修订等几个方面制订相应对策,降低患者跌倒/坠床发生率。

2. 通过科室全体护理人员协作,共同修订完善针对跌倒/坠床高危患者的工作流程及宣教内容。

3. 提高患者及其家属对预防跌倒/坠床防范措施的知晓率。

D：执行

1. 对护士进行预防跌倒/坠床培训,要求全员掌握并准确评估患者跌倒/坠床风险。

2. 规范患者防跌倒/坠床的警示标识。

3. 对重点患者加强交接班工作,各班履行职责。

4. 每日对重点患者的病情变化及心理变化进行动态评估,及时进行心理疏导。

5. 按照护理级别要求巡视病房,做好健康教育,向患者及其家属详细讲解预防跌倒/坠床的意义、重要性及注意事项,在患者下床活动时由家属照护,需要协助时及时呼叫求助,对重点患者进行反复宣教,引起患者及其家属的重视。

6. 修订工作流程,全科护理人员共同参与,完善预防跌倒/坠床宣教内容(附件 5-6,附件 5-7)。

7. 护士长检查患者及其家属健康教育内容知晓率及防范措施的落实情况。

8. 护士长加强对护士护理质量的管理,加大关键环节的护理质控,发现问题及时整改,对重点患者进行重点分析。对因工作流程不完善导致的差错事故,及时进行修订。

9. 加强护士责任心的管理,教育护士认识责任风险,提高风险意识。

10. 合理安排人力资源,使责任护士有足够时间进行防跌倒/坠床宣教。

C:检查

经过持续检查、抽查及反馈信息收集,患者跌倒/坠床事件引起了全科人员高度重视,通过采取相关措施,杜绝此类事件再次发生。

1. 大外科护士长及护理部监控并定期检查病区情况。

2. 科室质控小组成员进行追踪检查,护士长作为第一责任人负责追踪检查责任护士工作落实情况。

3. 责任护士严格交接班,每日根据患者病情、心理变化及时发现患者存在的跌倒/坠床风险,并采取防范措施。

4. 加强对护士的培训学习,指导对患者及其家属的健康教育工作,跌倒/坠床高危患者护理措施落实到位,患者及其家属知晓预防跌倒/坠床的重要性,宣传教育有效。

通过修订工作流程及健康宣教内容,住院患者跌倒/坠床发生率降为 0,达到目标值(图 5-12)。

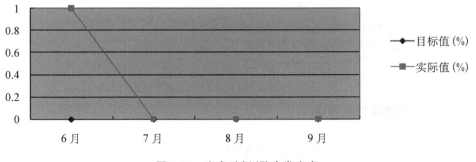

图 5-12　患者跌倒/坠床发生率

A:总结

1. 通过此次事件的追踪检查,本科室在患者跌倒/坠床的管理中不断总结经验教训,完善工作流程,修订宣教内容,降低了跌倒/坠床的发生率。努力做好各项预防措施,并定期检查落实情况。

2. 根据患者的病情变化,责任护士进行动态的评估,并根据评估结果,结合患者及其家属的文化水平、理解能力进行有效的健康宣教,提高患者及其家属的防范意识。

3. 加强全科护士的培训,提高护士责任心及宣教能力,鼓励患者及其家属共同参与防范管理。

4. 为患者提供安全的就医环境。

附件 5-6　新住院患者预防跌倒/坠床风险评估流程

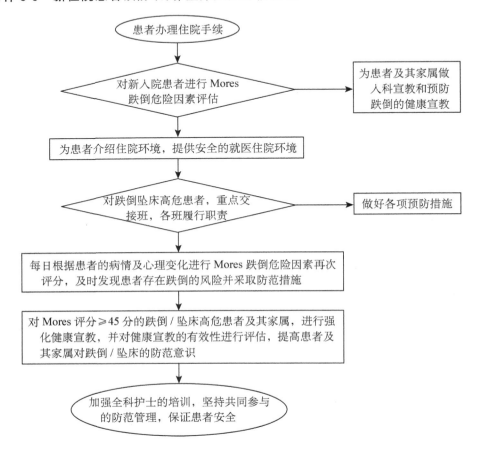

附件 5-7　规范健康宣教内容

预防住院患者跌倒/坠床健康宣教

跌倒可能造成脑出血、骨折及不同程度的创伤等伤害,延缓原发病恢复,严重者甚至造成生命危险。

1. 无论家属是否在旁边,请您拉起双侧床档(晚上睡觉时务必拉起床档)。

2. 让呼叫器放在伸手可及之处,当没有家属在身边时,用呼叫器通知护理人员。

3. 将日常物品放于患者易取处。

4. 如果您需要上厕所,勿将门关紧。必要时请家属陪同如厕。地上有水注意慢行,防止跌倒。

5. 若无法如厕时,请在床上使用便盆、尿壶或床边便盆椅。

6. 当您下床活动时,请先观察四周环境,以确定无障碍物及地面无水渍。确定您会正确移位,上下床时须缓慢改变姿势,先坐起 2～3 分钟后,待无眩晕感再下床。

7. 当感到头晕、不适时,请卧床休息。

8. 若您在走廊活动时,一定要靠近走廊两侧的扶手,活动时需有人陪伴。

9. 当您下床活动时,请务必穿上鞋以免滑倒,而袜子不要穿的太厚,以免鞋脱落而发生危险。

10. 请穿防滑拖鞋、平底鞋及橡胶底(抓地力强)、大小合适的鞋子。

11. 请穿长度合适的裤子。

12. 请将物品收于橱内,以保持走道宽敞。

13. 对于极度躁动患者,我们会使用约束带实施保护性约束。

14. 我们会和您一起维持病室内和洗手间的灯光明亮及地板干燥。

15. 若发生跌倒/坠床,不要随意搬动患者,及时向医务人员求助。

(刘　霞　任蕾娜)

第6章

烫伤事件典型案例剖析

一、患儿打翻热水杯烫伤

【事情经过】

患儿，女，3岁，入院时即对患儿家长进行护理安全宣教，针对患儿病情及自理能力，进行防跌倒、防坠床及防烫伤的宣教，家长表示知晓并签字。11月8日11:55，患儿坐在床上餐板前吃饭，其父将刚接满热水的水杯放在餐板上，转身拿水杯勾兑时，患儿不慎将热水杯打翻，哭闹不止，患儿家长立即将患儿抱起，脱去长裤，其他家长到护士站告知护士，护士立即赶至患儿床旁。查体可见患儿右前臂有5cm×5cm大小的烫伤性红斑，右大腿外侧有15cm×9cm大小的烫伤性红斑及7cm×7cm大小的皮肤破损，右小腿外侧有3cm×6cm大小的红斑，触痛明显。护士立即给予冰袋及凉毛巾冷湿敷，并通知医师，遵医嘱给予湿润烧伤膏局部外涂。12:30再次查看患儿，患儿右前臂红斑处出现3～4个黄豆粒大小水疱，右小腿红斑处出现3个1cm×1cm水疱，右大腿外侧可见2个2cm×1.5cm水疱，未再出现新的破溃，通知医师，嘱继续给予冰袋冷敷，并请医学整形外科会诊。根据会诊意见，烫伤处给予外涂湿润烧伤膏，涂抹后用凡士林无菌纱布局部覆盖，外层以无菌纱布包扎固定，并遵医嘱给予破伤风抗毒素肌内注射。17:00查看患儿，烫伤处红斑大部分消退，皮肤颜色较前变暗，触痛明显减轻。

【原因分析】

儿科是一个特殊科室，面对的是一群自理能力差、缺乏安全意识的患儿，1～3岁患儿烫伤占儿童烫伤的68%～75%，因此，杜绝烫伤这样的安全事件就显得尤为重要。通过本次事件的深入调查，旨在了解关于儿童烫伤意外发生的原因及紧急应对措施，调查事件发生的各个环节，查找原因，召开科室护理专题讨论会议，同时采用头脑风暴法，绘制鱼骨图，找出可能导致该不良事件发生的原因。科室人员经过认真分析，确定以下为主要原因（图6-1）。

【PDCA整改过程】

P：计划

1. 针对鱼骨图原因分析，科室成立专项小组，由护士长、质控小组成员、护师等人员组成。专项小组的成员认为，主要从完善安全教育内容、提高家长的安全意识、落实防范措施等方面制订相应对策。

2. 通过护患双方协作，共同降低意外烫伤事件的发生，减少对患儿造成的伤害。

D：执行

1. 完善安全教育内容

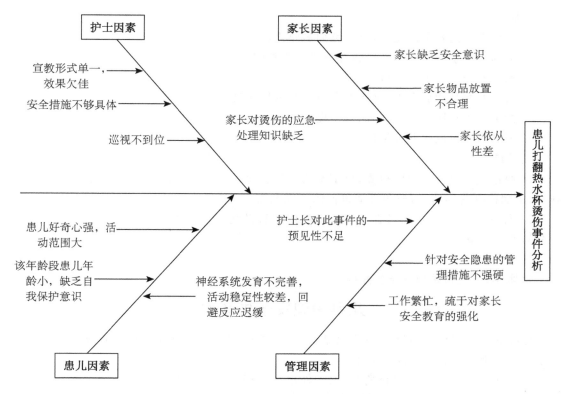

图 6-1　患儿打翻热水杯烫伤事件分析

（1）制定具有儿科特色的护理安全告知书，并将烫伤防护措施纳入其中，告知家长盛有热水的容器不能放在餐板上，而应将热水杯拧紧杯盖放置在床头桌上或患儿不能触及的区域（附件 6-1）。

（2）将烫伤防护措施制成图片，以 PPT 形式在入院宣教时进行介绍，可以更直观地呈现给患儿及其家长（附件 6-2）。

2.提高家长的安全意识，落实安全防范措施

（1）巡视病房时加强与患儿及其家长沟通，发现安全隐患及时告知家长并给予处理，提高家长安全意识。

（2）培养家长及患儿良好的生活习惯，指导物品合理放置，防止烫伤事件的发生。

（3）采用口头、书面、微信平台推送等多种形式，向家长展示烫伤的防范措施及紧急处理方法。

3.培养安全管理意识，保障医疗安全

（1）通过不良事件的讨论分析，增强科室人员安全管理意识，将安全目标融入到临床工作过程中。

（2）鼓励患儿家长主动参与意外事件的防范。

C:检查

通过认真讨论分析，意外烫伤事件引起全科人员高度重视，经过完善安全教育内容、增加宣教形式和频次，家长的安全意识明显增强，患儿及其家长落实安全措施的依从性提高，护患

关系更加和谐。

　　1. 安全教育内容更加完善,形式更加多样化。

　　2. 护理人员掌握安全防范措施并能够落实到位。

　　3. 家长的安全意识明显增强。

　　4. 家长的物品摆放合理,落实安全措施的依从性提高。

　　5. 护患关系和谐,患儿家长满意度提高。

　　6. 病区内未再发生此类事件。

A:总结

　　1. 通过此次事件的追踪检查,科室不断总结经验教训,完善制度和流程,做好各项预防措施,并定期检查落实情况,避免类似事件的再次发生。

　　2. 意外烫伤的防范,关键在于安全措施的执行及落实。护患双方共同努力,为患儿提供安全的就医环境。

附件 6-1　儿科护理安全告知书

儿科护理安全告知书

　　尊敬的患儿家长,您好! 为了保障患儿在住院期间的安全,使患儿的治疗能够顺利进行,请您理解并配合我们做好以下工作。

　　1. 患儿住院期间不能自行离院,如需外出,需有家长陪同,并向主管医师请假,否则离院期间发生一切不良后果由患儿家长承担。

　　2. 静脉输液期间,切勿随意调节滴速,如出现异常,请及时联系护士。

　　3. 各类仪器、设备的使用期间,切勿擅自调节各项参数,如有异常,请及时告知医护人员。

　　4. 患儿佩戴的手腕带是识别身份的重要依据,切勿擅自摘除。

　　5. 为防止患儿烫伤,盛有热水的容器不能放在餐板上,而应将热水杯拧紧杯盖,放置在床头桌上或患儿不能触及的区域。

　　6. 病区内不得使用自行携带的电器。充电请在病床对面的墙面上进行,切勿在床头上方的护理带上充电。

　　7. 为防止坠床,请拉起两侧床档,并确定床档牢固。年龄小的患儿容易从两床间坠落,请在两床档间用餐板或被子等遮挡。

　　8. 为防止患儿跌倒,请配合做到:①勿穿拖鞋行走;②地面潮湿或有异物时勿下地行走;③年幼体弱、行动不便、头晕、服用特殊药物(如催眠药、降血糖药、抗高血药等)后的患儿,请勿独自行走;④椅子、餐桌等物品使用后请放回固定位置,保持通道通畅。

　　9. 每名患儿允许 1 名家长陪护(特殊情况除外),陪护者不得擅自离开,家长白天不能上床。

　　10. 为确保安全,家长请勿在医院内吸烟。

　　11. 陪护椅免费使用,晚上 19:00 至次日 7:00 打开,其他时间收起,请勿让患儿拉动,防止挤压伤。

　　12. 为防止交叉感染的发生,请遵守我院探视陪伴制度。

　　(1)每日上午 8:00～11:00,下午 13:00～15:00 为查房、治疗时间,期间只留 1 人陪护。

(2)探视时间为早 6:00～8:00,中午 11:00～13:00,下午 15:00～19:00,晚上 19:00 锁大门。

13. 住院期间贵重物品请妥善保管,防止丢失。

14. 请勿在走廊两头及病房内晾晒衣物,如有需要请去 25 楼及后走廊空调间晾晒。

15. 病房及走廊内请勿使用婴儿推车。

请患儿及其家长自觉遵守本协议,祝您的孩子早日康复!

附件 6-2　图片

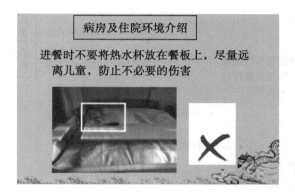
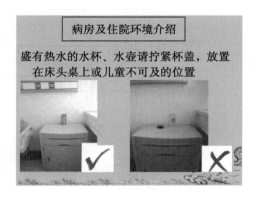

（司　辉　于莎莎）

二、使用热水袋烫伤

【事情经过】

患者,女性,48 岁,诊断宫颈上皮内瘤变 Ⅲ 级。患者于 1 月 29 日在静脉麻醉下行宫颈锥切术,15:30 返回病房。16:00 患者自述左前臂留置针处疼痛,护士查看留置针穿刺处无红肿外渗,正在输注奥硝唑注射液,考虑此药物刺激性较强,会导致患者疼痛,给予调慢输液速度,家属询问是否可以使用热水袋热敷,护士告知不能应用热水袋,并告知使用热水袋的潜在风险。17:00 责任护士与小夜班护士床头交接班时,患者自述左前臂疼痛,护士查看发现家属自行给患者应用热水袋热敷,导致左前臂有 5 个直径 2cm 的水疱,立即给予患肢冷敷并通知医师、护士长。后期给予烫伤处外敷康惠尔敷贴,1 周后烫伤处水疱逐渐吸收痊愈。

【原因分析】

输注刺激性药物沿血管走向会引起局部疼痛,缓解局部疼痛的方法一般采取减慢输液速度、局部热敷等,而热敷不规范可能导致烫伤已引起全科护士的重视,故当家属提出应用热水袋热敷时,护士会讲解应用热水袋的不安全性,尤其刚刚术后的患者,皮肤感觉不灵敏,更容易导致烫伤,劝诫患者不要使用。关于此次热水袋烫伤事件,原因见图 6-2。

【PDCA 整改过程】

P:计划

1. 针对鱼骨图进行原因分析,科室成立专项小组,由护士长、质控小组成员、护师等人员

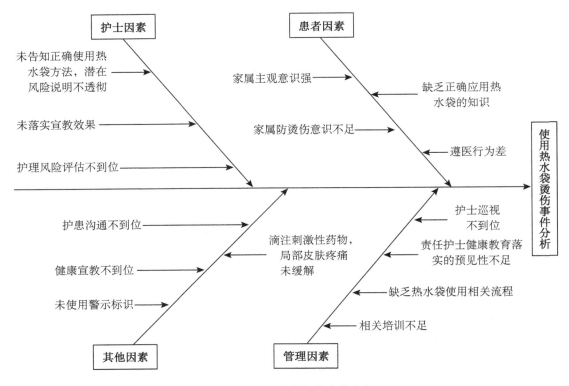

图 6-2　使用热水袋烫伤事件分析

组成。专项小组的成员认为,主要从核心制度的执行、工作流程的完善及健康教育的落实几方面制订相应对策。

2. 通过团队的协作,共同完善热水袋使用流程及规范,通过健康宣教提高患者住院的依从性,掌握热水袋正确使用方法,确保就医安全。

D:执行

1. 落实制度,严格履行分级护理制度,根据患者病情及自理能力巡视患者,发现问题及时进行有效处理。

2. 完善工作流程(附件 6-3),加强效果评估

(1)责任护士指导患者正确使用热水袋,并确认安全后方可让其使用。

(2)责任护士及时评估护理措施实施后的效果。

3. 培养安全管理意识,加强健康宣教落实,保障医疗安全

(1)学习十大安全目标,增强科室人员安全管理意识,将安全目标融入到工作过程中。

(2)责任护士将使用热水袋的潜在风险详实告知患者及其家属,增强患者及其家属安全意识,提高依从性,并签字确认。

(3)保证健康教育落实的有效性。

C:检查

经过持续检查、抽查及反馈信息收集,热水袋致患者烫伤事件引起了全科人员高度重视,经过流程再造和健康教育的有效落实,未再发生热水袋致患者烫伤事件。

1. 护理人员核心制度掌握到位并能够严格落实。
2. 责任护士全面告知患者应用热水袋的潜在风险。
3. 通过健康教育使患者掌握热水袋的正确使用方法。
4. 责任护士对使用热水袋的患者及时巡视并观察宣教效果。

2 月,患者使用热水袋正确率 98%;3 月,患者使用热水袋正确率 99%,均未发生烫伤;5～7,住院患者使用热水袋正确率 100%,未发生烫伤,见图 6-3。

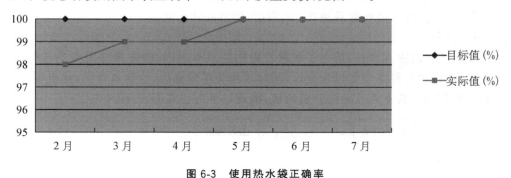

图 6-3　使用热水袋正确率

A:总结

1. 全科护理人员安全意识大幅提升。
2. 严格执行分级护理制度,及时巡视,发现隐患并积极处理。
3. 健康教育落实有效率提高。
4. 有效执行护理措施效果评估。

结果表明,护理人员要有高度的责任心、慎独精神,严格执行规章制度,健康教育有效落实。指导患者采取正确使用热水袋的方法,并及时评估实施效果,增强安全意识,能有效减少安全隐患。加强全科护士的风险教育,坚持共同参与的防范管理,是患者安全就医的有效保障。

附件 6-3　热水袋使用流程

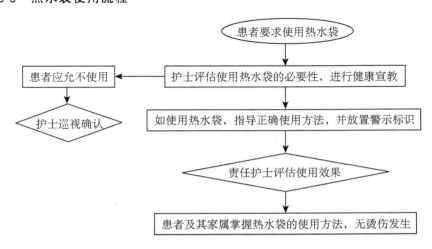

(秦冬岩　魏　巍)

三、暖气片烫伤

【事情经过】

某日 8:25,护士交班时发现 21 床患者左手手背靠在暖气片上,值班护士立即查看患者手背皮肤情况,发现患者左手背出现 1cm×3cm 水疱。立即报告护士长,并通知医师,予以消毒后抽吸水疱内液体,外涂烫伤膏后包扎。1 周后,患者好转出院。

【原因分析】

通过本次事件的深入调查,旨在了解患者烫伤的根本原因,调查事件发生的各个环节,并与患者家属沟通,召开科室专题讨论会议,同时采用头脑风暴法,绘制鱼骨图,找出可能导致患者烫伤发生的原因。科室人员经过分析论证,确定以下为主要原因(图 6-4)。

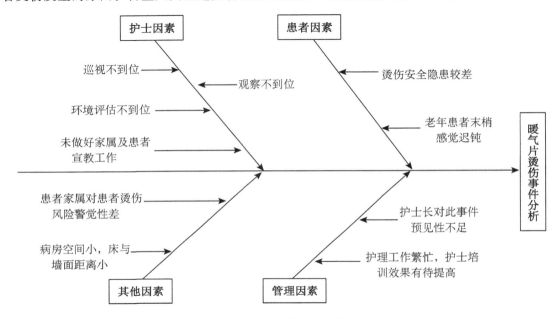

图 6-4　暖气片烫伤事件分析

【PDCA 整改过程】

P:计划

1. 针对鱼骨图原因分析,科室成立专项小组,由护士长、护理小组长、护师等人员组成。专项小组成员认为,主要从护士的防范意识、健康教育的有效性、护士自身水平的提高等几个方面制订相应对策。

2. 通过团队协作,共同完善交接班流程,并制订出防烫伤的措施。

D:执行

1. 护士长定期对护士进行防烫伤的培训,完善高危患者防烫伤流程(附件 6-4),要求全员掌握评估老年患者存在烫伤风险的方法。

2. 规范患者防烫伤的警示标识。

3. 加强交接班工作,各班护士认真履行职责。

4. 加强对环境的充分评估。

5. 检查患者及其家属健康教育内容知晓率及防范措施的落实情况。

6. 重点加强责任护士对患者病情的观察能力,及时发现护理问题,有一定的预见性。

C:检查

经过持续检查、抽查及反馈信息收集,此次患者烫伤事件和加强对患者及其家属的教育工作问题引起了全科人员高度重视,连续追踪 3 个月,科室发生烫伤例数均为 0,见图 6-5。

1. 护理部监控并定期检查病区情况。

2. 科室质控小组成员进行追踪检查,护士长作为第一责任人负责追踪检查责任护士工作落实情况。

3. 责任护士严格交接班,及时巡视,发现患者存在的烫伤风险,并采取防范措施。

4. 加强对护士的培训学习,指导患者及其家属的健康教育工作。

5. 护士对患者病情观察能力及病情预见能力有了一定的提高。

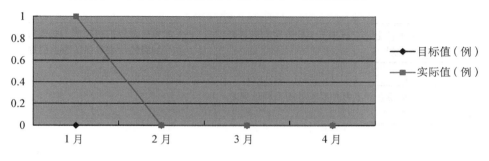

图 6-5　患者暖气片烫伤发生例数

A:总结

1. 通过此次事件的追踪检查,本科室在患者烫伤的管理中不断总结经验教训,完善制度,降低烫伤的发生率。努力做好各项预防措施,并定期检查落实情况。

2. 降低烫伤发生率,关键在于对患者的监管及护理,以及对患者所处环境的充分评估。加强全科护士的培训,坚持共同参与的防范管理。及时观察患者病情,及时巡视,为患者提供安全的住院环境。

附件 6-4 高危患者防烫伤流程

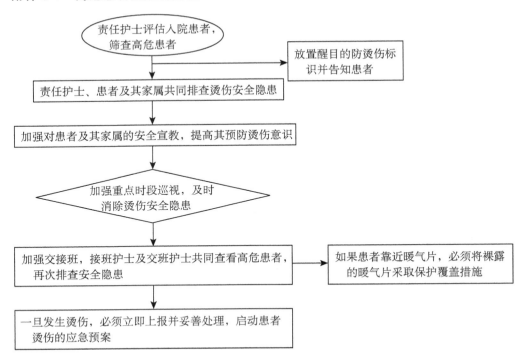

（傅培荣　魏丽丽）

第7章

医疗器械事件典型案例剖析

一、输液泵泵速调节错误

【事情经过】

某日,护士遵医嘱给予患者生理盐水 250ml 加特利加压素 4mg,20ml/h 静脉泵入,在调节输液泵泵速时,将 20ml/h 错调为 20 滴/分(该输液泵设置的泵速单位有滴/分),护士在巡视病房时未认真检查泵速及液体输入情况,医嘱要求 12 小时泵完,实际 4 小时泵完,患者自述无不适,未出现消化道出血现象。

【原因分析】

通过本次事件的深入调查,旨在了解护士给药泵入速度错误的根本原因,调查事件发生的各个环节,召开科室专题讨论会议,同时采用头脑风暴法,绘制鱼骨图,找出可能导致护士输液泵泵速调节错误发生的原因。科室人员经过分析论证,确定以下为主要原因(图 7-1)。

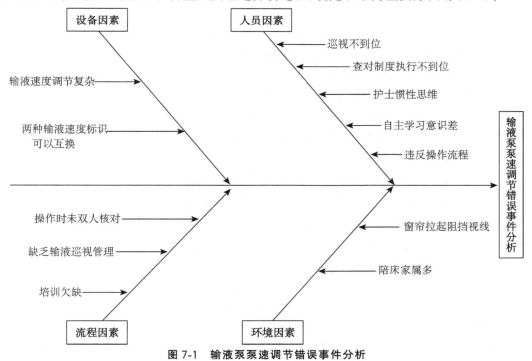

图 7-1　输液泵泵速调节错误事件分析

【PDCA 整改过程】

P：计划

针对鱼骨图原因分析，成立科室专项小组，由护士长、质控护士组成。专项小组成员认为，主要从护理查对制度的落实、新仪器培训的有效性、护士的责任心、巡视病房的有效性、护士自身水平的提高等几个方面制订相应对策。

1. 加强护理查对制度培训、考核，提高护士查对执行力。
2. 新仪器设备引进后进行集中培训和学习，并进行考核。
3. 护士加强自主学习能力培养。
4. 加强护士责任心教育。
5. 加强护士教育，使其充分认识及时有效巡视的重要性。
6. 拓宽护士思维模式。
7. 更改输液泵输液流程，增加双人核对流程，制订输液泵使用巡视单。

D：执行

1. 加强护理查对制度落实，将护理查对制度考核纳入护理理论考试内容，并不定期进行晨间提问，将考核结果与个人绩效挂钩。
2. 护士长每周抽查护士查对制度落实情况，具体包括不定时跟随护士进行输血、输液、发放口服药物等操作，通过检查，督导护士"三查八对"的落实情况，与个人绩效挂钩。
3. 请医工科技术人员对护士进行统一操作培训并考核。
4. 组织护士进行思维模式学习。
5. 对全体护士进行自主学习培养。
6. 完善了输液泵操作及巡视规范（附件 7-1，附件 7-2）。

C：检查

经过持续检查、抽查及反馈信息收集，经过流程再造和培训考核，护士输液泵泵速调节错误事件引起了全科人员高度重视，所有护士按规定操作，患者满意度也有了很大提高。

1. 加强对查对制度在临床护理工作中执行情况的督查，所有护士均能规范执行查对制度。
2. 对所有护士进行输液泵使用方法的培训及考核，全部合格。
3. 对护士的巡视效果进行督查，提高了护士巡视的实效性。

至 2015 年 8 月未再发生护士使用输液泵泵速调节错误，静脉泵入用药正确率 100%，见图 7-2。

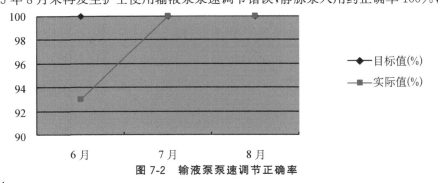

图 7-2　输液泵泵速调节正确率

A：总结

1. 通过此次事件的追踪检查，本科室不断总结经验教训，完善制度，努力做好各项预防措施,并定期督查落实情况,避免类似事件的再次发生。

2. 输液泵泵速的正确调节,关键在于查对核心制度的执行及落实。

3. 制定输液泵使用规范,泵速的调节严格双人核对,并双人签名;制定输液泵使用巡视单,按护理级别巡视后签名,班班交接,并做好护理记录。坚持共同参与防范管理,确保患者用药安全。

附件 7-1　药物泵入医嘱执行流程

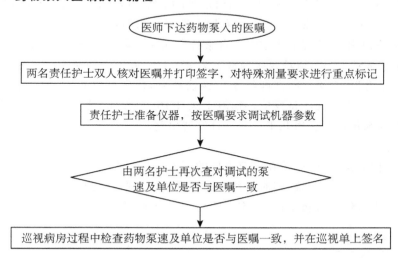

附件 7-2　巡视单

输液泵/微量泵使用巡视单

注射药品名称、剂量	医嘱泵速(ml/h)		床号	姓名
	核对者:			

时间	现泵速	余量	护士签名		时间	现泵速	余量	护士签名

第　　页

（金延春　张云梅）

二、输液泵速度异常

【事情经过】

患儿,韩某,4岁,诊断为急性淋巴细胞白血病。5月1日15:25行5%葡萄糖500ml加甲氨蝶呤1600mg化疗,要求药物维持23.5小时,护士给予使用输液泵输注,调节泵速为22ml/h,人工测滴速为6～7滴/分。用药期间护士按照一级护理要求每小时巡视病房1次,观察泵速及人工测滴速均正常。21:20左右护士巡视病房时,液体余量约400ml,输液泵泵速22ml/h,人工测滴速为7滴/分。22:00左右家长发现患儿剩余液体不多,通知护士,立即查看患儿,发现剩余液体约90ml,输液泵泵速显示为22ml/h,人工测滴速70滴/分,调节输液泵速度为5ml/h,滴速仍为70滴/分,立即给予更换输液泵,速度恢复正常,监测患儿生命体征平稳。通知医师后观察患儿无不良反应。输液于次日10:00结束,之后给予患儿利尿药,提前应用解毒药物,加强水化、碱化,患儿于5月5日好转出院。

【原因分析】

通过本次事件的深入调查,旨在了解事件的根本原因,调查事件发生的各个环节,并与家属沟通,召开科室专题讨论会议,同时采用头脑风暴法,绘制鱼骨图,找出可能导致此类事件发生的原因。科室人员经过分析论证,确定以下为主要原因(图7-3)。

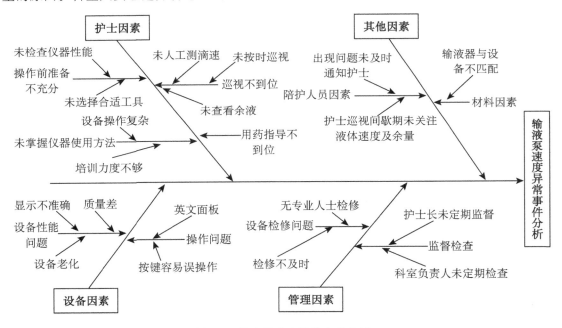

图7-3 输液泵速度异常事件分析

【PDCA整改过程】

P:计划

科室成立质量改进小组,由护士长、骨干护士等人员组成。共同讨论后认为,应该从护理安全、仪器维护、家长宣教等方面制订相应对策。确定目标为提高输液泵在输液过程中正常工作率≥98％。

D:执行

1. 提高安全意识,保障护理安全

(1)每周五进行安全教育培训,结合实际案例,汲取教训,加强责任心。

(2)认真学习规章制度,每月进行考核,严格按照规章制度执行,保障临床工作的安全。

(3)完善使用输液泵输注液体流程(附件 7-3)。

2. 履行岗位职责,增强责任心

(1)严格执行交接班制度,加强交接班工作,各班次履行岗位职责。

(2)对使用仪器设备的患儿加强巡视,观察使用中的设备是否正常运转。

(3)做好患儿家长的健康宣教,巡视间隔期间,嘱家长多观察输液速度有无异常,及时沟通。

3. 定期检测设备,保证完好备用

(1)各类仪器设备安排专人负责,定期检查维护。

(2)与医工科联系,将科室内所用仪器设备进行检测。

(3)设备使用中如有异常,及时更换,并通知医工科进行维修,避免意外发生。

C:检查

经过整改后,未再发生类似情况,输液泵在使用过程中均能按照规定速度进行工作(图 7-4)。科室所有仪器设备均处于备用状态。

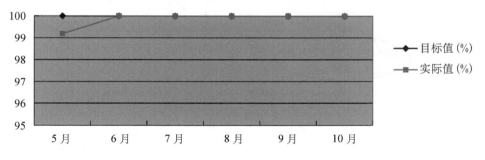

图 7-4　输液泵输液过程中正常工作率

A:总结

通过整改及加强对科室护士定期进行安全知识培训,使护士能正确使用输液泵输注液体;质控小组成员及时督查,个别出现问题的仪器及时联系设备处进行维修,保证了护理工作正常运行。

附件 7-3　正确使用输液泵输注液体流程

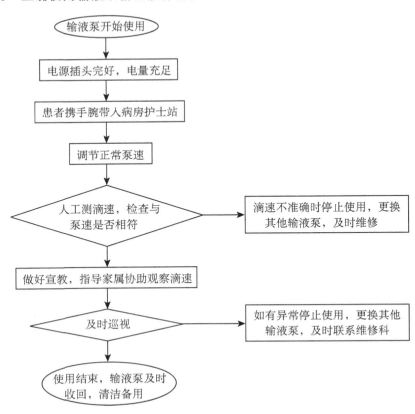

（黄　娟　庞旭峰）

三、腹腔镜镜头损坏

【事情经过】

某日,腹腔镜手术结束后,洗手护士将肝胆腹腔镜器械搬移到器械平车,按照规范清点器械,在清点另一套手术器械时,对已清点的腹腔镜器械产生疑问,便对器械进行再次清点确认。洗手护士将多件腹腔镜器械同时握在手里,腹腔镜镜头自手中意外跌落到地上,洗手护士对腹腔镜镜头进行了对光检查,发现视野出现了较大区域黑斑,腹腔镜镜头损坏。

【原因分析】

通过本次事件深入调查,旨在了解腹腔镜镜头损坏发生的根本原因,针对腹腔镜器械处置、清点不规范及镜头保护是否合理进行现场调查各个环节,召开科室专题讨论会议,采用头脑风暴法,绘制鱼骨图,找出造成腹腔镜镜头发生坏损的原因。科室人员经过认真分析,确定以下为主要原因(图 7-5)。

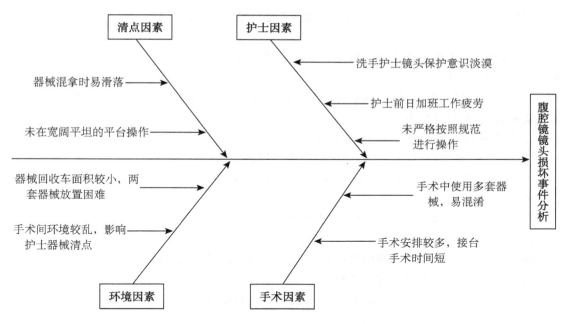

图 7-5　腹腔镜镜头损坏事件分析

【PDCA 整改措施】

P:计划

1. 针对鱼骨图原因分析,科室成立专项小组,由护士长、质控护士等人员组成,启动降低腹腔镜镜头损坏率的质量改进项目。

2. 质量改进小组根据选择的改进方案并结合现状,设立腹腔镜镜头损坏率的质量监测标准,经科室讨论审定,最终确定腹腔镜镜头损坏率目标值为 0。

3. 数据来源和收集方法。数据监测期限为每月持续监测;监测范围为所有外科腔镜器械放置位置、器械清点的规范等环节。

D:执行

1. 落实制度,认真执行

(1)严格学习科室相关核心制度,主要是术后器械处置制度,并进行考核。

(2)清点器械时操作平台要宽阔平坦,车面有包布衬垫。

(3)拿取腔镜器械时,禁止同时一手拿多样器械,要求平拿平放、轻拿轻放,要将器械妥善放置至单独位置。

(4)腔镜器械放置时不能重叠受压,以免变形、损坏。

2. 提高护士对贵重器械的保护意识,严格按照工作流程及规范进行操作

(1)护士长安排人员接班时,先接前一日手术结束较晚的护士下班,减轻护士工作疲劳。

(2)提高护士对腔镜镜头的保护意识,使用时避免划伤镜面。手术完毕,用纱布将镜头表面的血渍擦拭干净,旋转检查清晰度并及时套上防护套。

(3)上下台常规检查镜头的完好性。洗手护士必须熟悉操作规程并按规程操作,减少因操作不规范而造成的损坏。

（4）及时总结发生问题的原因，积累经验，避免类似事件的再次发生。

3. 避免环境干扰，器械认真清点及放置

（1）做到术后器械合理放置。器械较多时可以放置治疗车下层，与供应室沟通，回收器械时要关注治疗车下层。

（2）手术结束后，保持环境安静整洁，避免环境干扰，洗手护士认真仔细清点术后器械，避免反复拿取，增加损坏概率。

4. 合理安排手术器械，做好充分准备

（1）做好多台手术的器械分配，避免使用多套器械，出现器械混淆。

（2）手术即将完毕时，镜头取下，避免碰撞损坏，特别注意保护镜头斜面，避免因接台时匆忙导致镜头滑落。

（3）巡回护士合理安排手术衔接，必要时巡回护士协助洗手护士准备手术用物。

C：检查

经过持续检查、抽查及反馈信息收集，经过流程再造和培训，腹腔镜镜头损坏事件引起了全科人员高度重视，护士能按规范流程操作。

2016 年 10 月至 2017 年 3 月，腔镜镜头损坏率明显降低，降低到 0，达到目标值，见图 7-6。

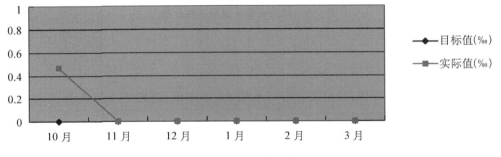

图 7-6　降低腔镜镜头损坏率

A：总结

通过此次事件的追踪检查，本科室在管理中不断总结经验教训，为此科室制定了手术器械处理流程（附件 7-4），优化器械处理的工作流程，并定期督查落实情况，避免类似事件的再次发生。改进效果表明，新的手术器械管理流程（附件 7-5）具有可操作性，大大降低了器械损坏率。

附件 7-4 手术器械处理流程

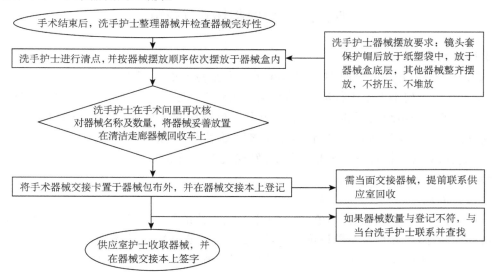

附件 7-5 手术器械管理流程

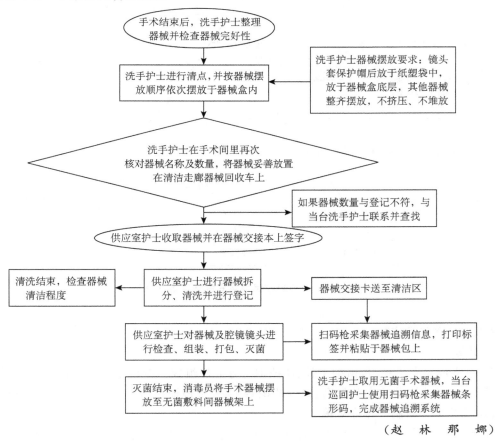

（赵 林 那 娜）

四、内镜治疗时损坏支气管镜

【事情经过】

患者,王某,男,58 岁,于 12 月 15 日,在手术室全身麻醉下行支气管镜下肿瘤治疗,护士推主机及支气管镜到手术室进行治疗,治疗期间用到冷冻术及圈套器电切术,由于支气管镜腔道狭小,切下的肿瘤组织需要随支气管镜一起从气管内插管前端同时取出,这样反复取出数十次,因气管内插管前端较锋利,支气管镜与前端反复摩擦,导致支气管镜外皮破裂,治疗结束,返回内镜室后,对气管镜进行测试是否漏水,发现气管镜内腔漏水,立即上报医工科及奥林巴斯工程师,尽快维修。

【原因分析】

通过本次事件的深入调查,旨在了解损坏支气管镜的根本原因,调查事件发生的各个环节,并与医师沟通,召开科室专题讨论会议,同时采用头脑风暴法,绘制鱼骨图,找出可能导致支气管镜损坏发生的原因。科室人员经过分析论证,确定以下为主要原因(图 7-7)。

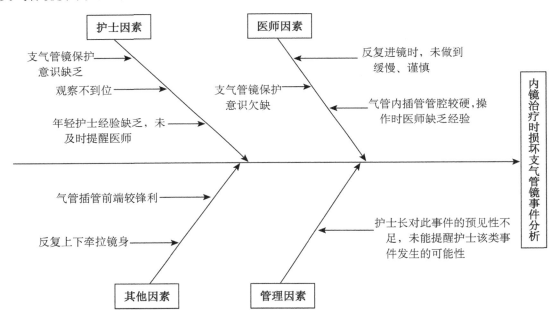

图 7-7　内镜治疗时损坏支气管镜事件分析

【PDCA 整改措施】

P:计划

1. 科室成立专项小组,由护士长、质控护士等人员组成。专项小组成员认为,主要从护士的防范意识、护士自身水平的提高、经验的积累、支气管镜损伤的预见性,以及医师操作时的监督、提示等几个方面制订相应对策。

2. 通过团队集思广益,共同制订出预防支气管镜损坏的措施及使用支气管镜的正确流程。

D：执行

1. 对护士进行支气管镜的结构、性能、保养等知识的培训，要求全员掌握及评估使用支气管镜治疗时损伤支气管镜的风险，培养爱护支气管镜的意识。

2. 定期邀请工程师到科内进行支气管镜使用和保养的培训，规范了支气管镜的使用（附件 7-6）与保养。

3. 检查护士洗消、医师使用支气管镜的情况及防范措施的落实情况。

4. 护士长定期对年轻护士进行支气管镜的使用、保养维护，以及遇到特殊情况的处理方法等方面的知识培训，使全员掌握。

5. 召开安全分析会，让护士结合岗位工作，找出容易出现错误的环节，尤其对出现的问题，分析原因并制定改进措施，并设立隐患自查报告奖励制度。

6. 加强护士责任心的管理，教育护士认识责任风险，提高风险意识，发挥主观能动性。重视环节管理、制度管理、科内培训，提高护士的责任心。

C：检查

经过持续检查、抽查及反馈信息收集，支气管镜治疗时损坏支气管镜的问题引起了全科人员高度重视，树立了保护支气管镜的意识，降低了支气管镜的损坏率。

1. 护士长监控并定期检查支气管镜的使用情况。

2. 科室质控小组成员进行追踪检查，护士长作为第一责任人，负责追踪检查护士工作落实情况。

3. 加强护士对支气管镜保养、维护的培训学习。

4. 护士长重视年轻护士的培养，加强督导。

5. 按时提问护士的工作流程和自己工作中的不足，不断改进。

治疗时支气管镜使用完好率得到明显提高，达到 92％，超过目标值，接近 95％，并继续呈现上升趋势，见图 7-8。

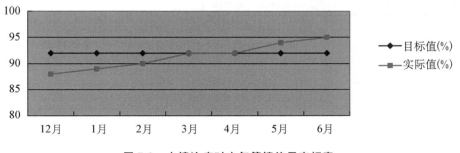

图 7-8　内镜治疗时支气管镜使用完好率

A:总结

1. 通过此次事件的追踪检查,本科室在防止支气管镜损坏过程中,不断总结经验教训,完善制度,降低支气管镜损坏率,努力做好各项预防措施,并定期检查落实情况。若要降低支气管镜损坏,关键在于护士的监管,加强全科护士的培训,工作中做到用心、细心,爱护、保养支气管镜。治疗时,器械极易损伤支气管镜,支气管镜镜身外胶皮较薄易破损,需小心谨慎,时刻提醒医师,注意保护支气管镜;进镜时,需用润滑胶浆润滑后再进镜,牵拉镜身时如遇阻力不要硬拉,以免损伤支气管镜。

2. 坚持共同参与的防范管理,降低支气管镜的损坏率。

附件 7-6　正确使用支气管镜流程

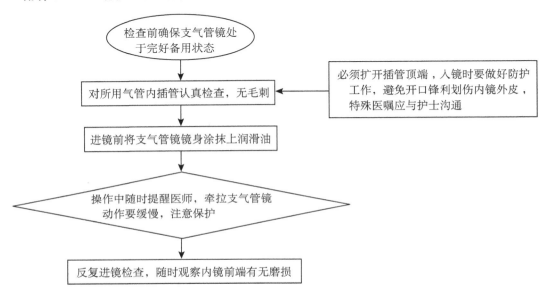

（张海燕　王璐璐）

第8章

卫生材料事件典型案例剖析

一、使用三通错误

【事情经过】

患者,郑某,女,55岁,11月24日在介入手术室行射频消融手术,手术进行中,遵医嘱需给患者肝素化,年轻护士在给患者使用肝素2000U后,恢复三通转向错误,导致连接在三通上的预备用药盐酸异丙肾上腺素液体(生理盐水500ml加盐酸异丙肾上腺素1mg)提前注入,带教老师及时发现并关闭三通,立即排出输液管中盐酸异丙肾上腺素液体,尽可能减少液体进入患者体内,异丙肾上腺素药液输注不足1ml,未给患者造成不良后果。

【原因分析】

通过本次事件的深入调查,旨在了解输液过程中三通的使用是否规范,调查事件发生的各个环节,查找原因,召开科室专题讨论会议,采用头脑风暴法,绘制鱼骨图,找出可能导致该不良事件发生的原因。科室人员经过认真分析,确定以下为主要原因(图8-1)。

【PDCA整改过程】

P:计划

1. 针对鱼骨图原因分析,科室成立专项小组,由护士长、护理小组长、护师等人员组成。专项小组的成员认为,主要从核心制度的落实、带教的规范性及相关操作流程的完善等方面制订相应对策。

2. 科室质量改进小组启动提高手术时使用三通方法正确率的质量改进项目。质量改进小组根据选择的改进方案并结合现状,设立手术时使用三通方法正确率的质量监测指标,经护理部讨论审定,最终确定首期提高手术时使用三通方法正确率改进目标值≥99%。

3. 数据来源和收集方法。现场调查;样本量大小为每月至少300例;数据监测期限为12月份至次年4月份,每月持续监测;监测范围是在大外科科室范围内对医护人员在执行各类操作及手术、住院检查,以及标本采集等环节使用三通进行监测。

4. 通过团队的协作,共同完善使用三通的流程及规范临床护理带教工作。

D:执行

1. 落实制度,严格带教,提高服务质量

(1)严格学习护理相关核心制度,主要包括查对制度及使用三通方法、流程,并进行考核。

(2)严格规范带教,要求带教老师知晓并考核,做到放手不放眼。

(3)加强新入科护生培训力度,禁止实习护生在无带教老师指导下进行护理操作。

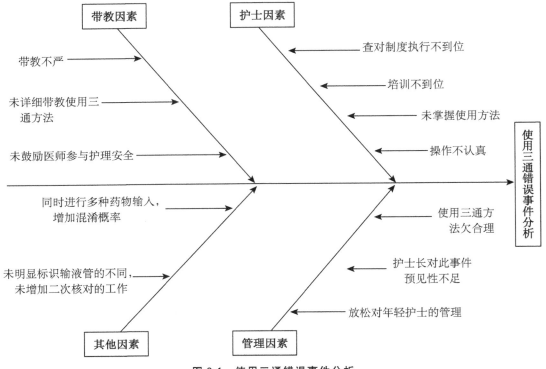

图 8-1 使用三通错误事件分析

2. 强化院内宣传与教育

(1)对病房、手术室、医技科室等人员进行使用三通标准的培训、检查。

(2)利用大科质量会议对使用三通标准的培训、检查进行统一。

(3)对新入科人员进行培训。

3. 培养安全管理意识,保障医疗安全

(1)学习十大安全目标,增强科室人员、实习护生安全管理意识,将安全目标融入工作过程中。

(2)开展多层次多维度的检查,大科每月进行专项检查,科室护士长每周进行专项检查,各科室护士长定期进行交叉科室检查。

(3)建立护士使用三通正确率的检查反馈机制,定期反馈检查结果,质控反馈到科室及个人,与绩效挂钩。

4. 修订使用三通流程(附件 8-1),拆分操作步骤,不放过每一个出错点。

C:检查

经过持续检查、抽查及反馈信息收集,使用三通错误事件及带教不规范问题引起了全科人员高度重视,经过流程再造和培训考核,未再发生使用三通不规范情况,年轻护士按规范操作,操作规范性大大提高。

1. 护理人员核心制度掌握到位并能够严格落实。

2. 年轻护士带教规范,能够严格做到放手不放眼。

3. 正确使用三通,严格落实双人核对。

4. 使用三通方法、流程运行有序,效果良好。

2015年12月至2016年4月,使用三通的正确率得到明显提高,达到目标值99%(图8-2)。

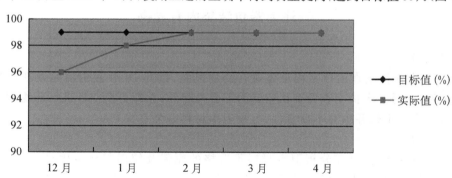

图8-2　介入手术室使用三通的正确率

A:总结

1. 通过此次事件的追踪检查,本科室不断总结经验教训,完善制度,努力做好各项预防措施,并定期检查落实情况,避免类似事件的再次发生。

2. 使用三通方法正确,关键在于核心制度的执行及落实。加强全科护士的培训,坚持共同参与的防范管理,为患者提供安全的就医环境。

附件8-1　手术室使用三通操作流程

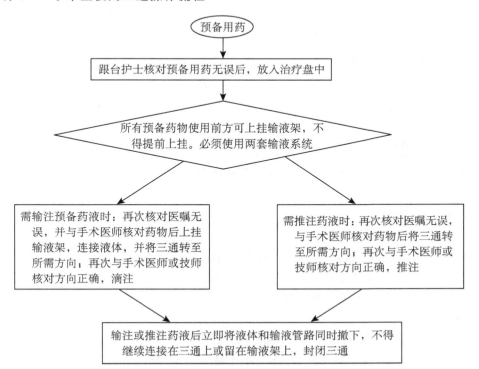

（付军桦　管春阳）

二、注射器包装袋内有异物

【事情经过】

5月10日责任护士在治疗室内准备进行药物配制,打开10ml注射器时发现包装袋内有一根黑色头发,经另一名护士查看确认空针为不合格产品,立即更换空针进行药物配制。责任护士将此事汇报护士长并填写不良事件,上报卫生材料办公室。

【原因分析】

通过本次事件调查,旨在分析卫生材料不合格的原因及使用其他卫生材料的注意事项。事件发生后,召开全科护士会议,讨论事件发生经过,总结经验教训。绘制鱼骨图,确定以下为主要原因(图8-3)。

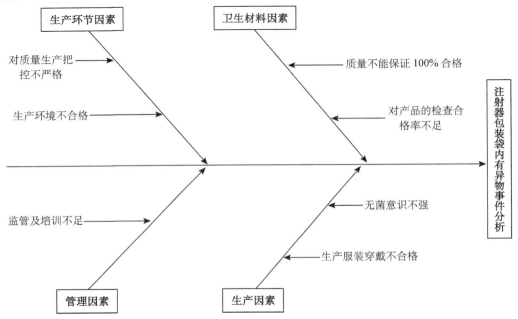

图8-3 注射器包装袋内有异物事件分析

【PDCA整改过程】

P:计划

1. 科室召开护士会议,学习一次性卫生材料、低值医用耗材的的管理制度,完善制度和流程。

2. 做好卫生材料及检查工作,卫生材料使用之前必须严格查对有效期及包装是否完好,杜绝不合格产品给患者带来的安全隐患。

D:执行

1. 加强病房治疗室监管,重新整理厨柜内无菌物品,保证物品质量。

2. 护士长督促护士认真学习查对制度,并在临床工作的各个环节中严格执行查对制度,正确操作。

3. 完善了卫生材料正确使用流程(附件8-2)。

C:检查

经过检查、抽查及反馈信息收集,卫生材料的问题引起了全科人员高度重视,采取措施杜绝此类事件发生。

1. 护理部监控并督查病区各种卫生材料、液体及药品的使用情况。

2. 护士长及质控小组成员追踪检查责任护士对查对制度的执行情况。

3. 护士严格遵守制定的相关规定及制度,把查对制度落到实处。

4. 加强护士的学习与培训,使护士对查对制度熟练掌握。

8 月开始,卫生材料合格率及使用正确率均达到 100%,达到了目标值,见图 8-4。

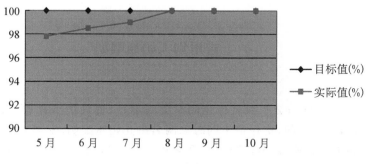

图 8-4 卫生材料合格使用率

A:总结

1. 通过此次事件的追踪检查,本科室在卫生材料、液体及药品的管理中不断总结经验教训,完善制度,杜绝危害事件发生。努力做好各项预防措施,并定期检查落实情况。

2. 要杜绝危害事件的发生,关键在于对卫生材料、液体及药品的管理及查对。加强全科护士的培训,坚持共同参与防范管理,为患者治疗提供安全保障。

附件 8-2 卫生材料正确使用流程

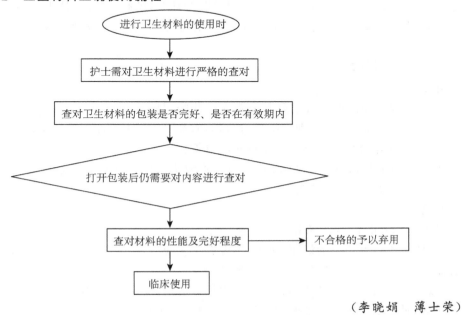

(李晓娟 薄士荣)

第9章

其他事件典型案例剖析

一、护士错用别人奶瓶喂奶

【事情经过】

11月1日11:20,17床与2床两名患儿同时哭闹不止,责任护士查看发现患儿饥饿感明显,均需给予喂奶,为节省时间,责任护士同时拿两名患儿奶瓶配奶,安装奶嘴时将两名患儿奶瓶混淆,责任护士并未发现安装奶嘴错误,拿两名患儿奶瓶返回病室,导致两名患儿使用别人奶瓶各喂奶1次。下午探视时,家长发现已使用完毕的奶瓶错误告知护士,并要求为两名患儿抽血化验肝炎全套,结果无异常,未造成严重不良后果。

【原因分析】

科室收治患儿年龄不同,饮食不同,无法同一时间统一配奶,都使用患儿自备奶瓶、奶粉配奶。科室已要求护士每次只为1名患儿配奶,但未对患儿奶瓶要求统一标注床号、姓名。责任护士未严格执行科室制定的配奶流程,对可能发生拿错奶瓶事件预见性不足。通过本次事件的深入调查,旨在了解护士配制奶粉过程是否合理,调查事件发生的各个环节,查找原因,召开科室专题讨论会议,采用头脑风暴法,认真讨论各个环节,绘制鱼骨图,找出可能导致该不良事件发生的原因。科室人员经过认真分析,总结出引起护士拿错奶瓶喂奶有以下主要原因(图9-1)。

【PDCA整改过程】

P:计划

1. 针对鱼骨图分析护士错用别人奶瓶为患儿喂奶的原因,并结合JCI评审要求,科室专门成立专项小组,由护士长、护理小组长、护师等人员组成。专项小组的成员认为,主要从核心制度落实、配奶操作流程的完善方面制订相应对策。

2. 专项小组成员通过团队的协作,共同完善配奶操作流程及规范临床配奶工作,对临床规范性配奶开展相应的质量整改。

D:执行

1. 优化流程(附件9-1),确保护理安全

(1)申请配置科室统一的奶瓶、奶嘴,单患者单次使用,用后统一清洁并送供应室高温高压灭菌消毒,消毒后的奶瓶送回科室统一管理使用。

(2)患儿自备的生活用品如奶粉袋上必须标识清楚,注明床号、姓名。

(3)配奶时护士一次只能拿取1名患儿的奶粉,禁止同时为其他患儿配奶。

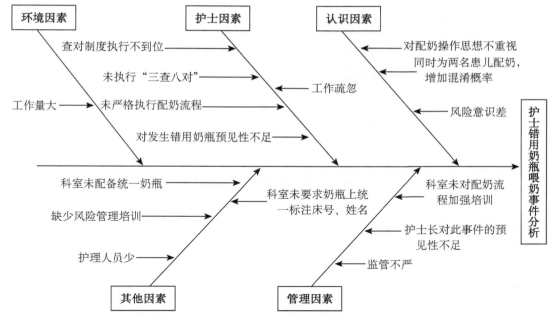

图 9-1　护士错用奶瓶喂奶事件分析

2. 落实核心制度, 提高护理质量

(1)组织护士认真学习护理相关核心制度, 重点为查对制度, 并进行提问及考核。

(2)配奶操作时严格执行查对制度及无菌操作规程, 保证患儿饮食安全。

(3)加强新入科护士培训力度, 并进行考核。

3. 增强安全管理意识, 保障护理安全

(1)学习十大安全目标, 增强科室人员特别是年轻护士、进修人员及实习学生安全管理意识, 将安全目标融入工作过程中。

(2)完善护理人员配置, 向院领导、护理部提交科室护士缺编情况的报告, 申请增加科室护士的配置, 减少护理安全隐患。

C:检查

经过持续检查、抽查及反馈信息收集, 护士错用别人奶瓶为患儿喂奶事件引起了全科人员高度重视, 经过临床流程再造和培训考核, 未再发生护士拿错奶瓶情况(图9-2), 护士严格遵守科室配奶流程, 患儿家长满意度有很大提高。

1. 护理人员核心制度掌握到位, 并能够严格落实临床操作流程。

2. 监测奶瓶、奶嘴消毒灭菌情况达标, 未发生食源性感染。

3. 监督、检查护士临床配奶的流程。

4. 检查患儿生活物品的统一标识。

A:总结

1. 通过此次事件的追踪检查, 科室不断总结经验教训, 优化护理流程, 认真落实核心制度, 增强安全管理意识, 定期督查落实情况, 避免类似事件的再次发生。

2. 护士认真落实查对制度, 严格执行配奶流程, 科室申请配置统一使用的高温高压消毒灭

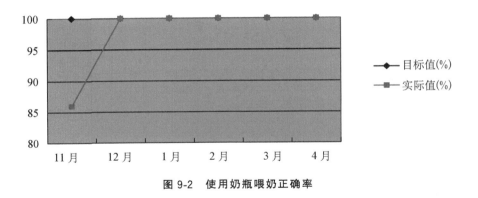

图 9-2　使用奶瓶喂奶正确率

菌奶瓶、奶嘴,患儿自备的生活用品必须标识清楚,注明床号、姓名是确保护理安全的关键所在。同时加强全科护士的安全培训,坚持全员参与防范管理,全方位为患儿提供安全的就医环境。

附件 9-1　流程修订

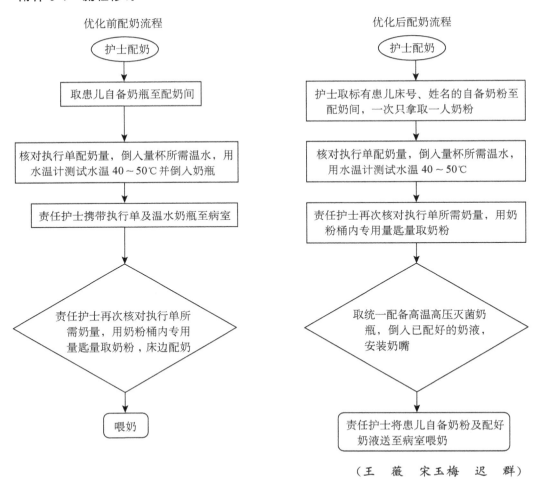

（王　薇　宋玉梅　迟　群）

二、体检者导诊单发放错误

【事情经过】

6 月 21 日 8:00,护士在为单位组织体检者 A 办理体检手续,当时服务台体检办理者和体检事宜咨询者较多,误将 B 患者的导诊单交给 A 患者,A 患者拿着 B 患者的导诊单未查看是否为本人导诊单且交付费用,交完费用后,A 患者前往体检中心进行体检时,被另一名护士发现导诊单姓名、年龄与本人不符,亲自带着 A 患者前往服务台与办理手续护士进一步核实,发现导诊单拿错且费用误交。护士及时给予办理退费,并重新打印正确导诊单。

护士及时与护士长沟通此事,护士长与护士共同接待 A 患者,A 患者情绪稳定,表示理解,于 10:00 查体项目全部完成。

6 月 24 日 15:00,A 患者来到服务台取本人体检报告,由体检科主任亲自为其讲解报告,A 患者表示满意,未造成严重不良后果。

【原因分析】

通过本次事件的深入调查,旨在找出体检者导诊单发放错误的根本原因,了解工作流程是否有缺陷,调查事件发生的各个环节,并与当事人沟通,召开科室专题讨论会议,同时采用头脑风暴法,绘制鱼骨图,找出可能导致导诊单发放错误的原因。科室人员经过分析论证,确定以下为主要原因(图 9-3)。

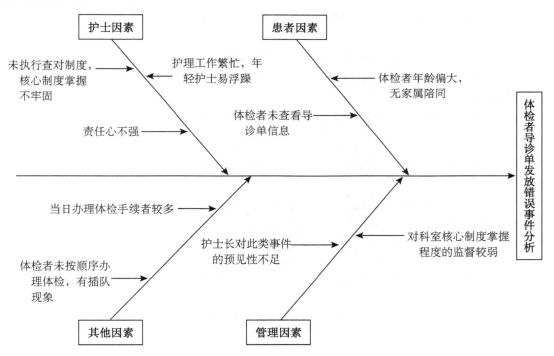

图 9-3 体检者导诊单发放错误事件分析

【PDCA 整改过程】

P:计划

1. 针对鱼骨图原因分析,根据体检中心的实际工作,科室成立专项小组,由护士长、护理小组长、护师等人员组成。专项小组成员认为,主要从科室核心制度执行力、护士自身水平的提高等几个方面制订相应对策。

2. 通过团队协作,共同制订出防范措施。

D:执行

1. 对护士进行核心制度的全面培训,要求全员掌握并执行,并进行不定期考核,将考核结果与绩效挂钩。

2. 护士长加强对护士护理质量的管理,加大关键环节的护理质控,发现问题及时整改,把隐患消灭在萌芽状态,并对典型问题重点分析;加强对护士心理动向的管理,对护士工作中出现消极情绪、浮躁情绪能及时发现、及时处理,必要时进行心理疏导。

3. 加强团队合作精神,各岗各环节都要查缺堵漏。

4. 护士长重视年轻护士的培养,根据培训计划定期学习。

C:检查

经过持续检查、抽查及反馈信息收集,体检者导诊单发错的问题引起了全科人员高度重视,经过流程再造(附件 9-2)和培训考核,未再发生此类事件。

1. 护理部监控并定期检查查对制度落实情况。

2. 科室质控小组成员进行追踪检查,由护士长作为第一责任人负责追踪查对工作执行情况。

3. 要求护士严格执行查对制度,及时发现体检者存在的风险并采取防范措施。

4. 加强对年轻护士的培训学习,利用每周 2 次的晨间提问及每周的制度学习时间,检查其知识掌握情况,并指导其工作。

体检者导诊单发放正确率得到明显提高,正确率达到 100%,见图 9-4。

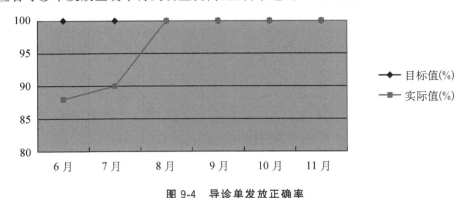

图 9-4 导诊单发放正确率

A:总结

通过此次事件的追踪检查,本科室在导诊单发放错误事件中不断总结经验教训,加强核心制度学习,提高执行力度。努力做好各项预防措施,并定期检查落实情况。要避免此类事件发生,关键在于核心制度、查对制度的执行。

加强全科护士的培训,坚持共同参与的防范管理,为体检者提供温馨舒适的就医环境。

附件 9-2 **体检者信息核对流程**

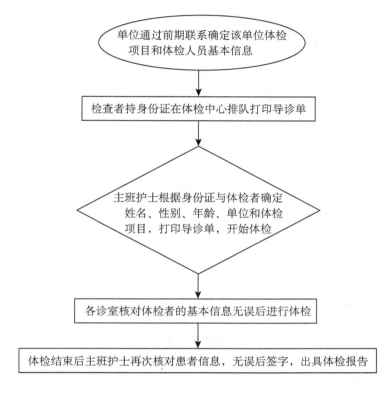

（马 蕾 蒋俊玲）

三、血气标本被损坏

【事情经过】

10 月 23 日 18：35,产科病区夜班护士接到电脑医嘱并打印执行单,经双人核对医嘱无误后给予 A08 患者抽取血气标本,夜班护士抽取该患者血气标本后将血气标本放于护士站标本架上,并立即打电话通知便民服务人员取化验标本送检,随后入此病房巡视。18：45 夜班护士返回护士站,发现血气标本被病房 19 床患者的探视儿童(男 10 岁左右)将血气针堵塞帽拧开,空气混入标本,夜班护士向产妇及其家属说明情况取得理解配合,通知值班医师打印 A08 患者血气分析条码并重新抽取血气标本,未造成严重不良后果。

【原因分析】

通过本次事件的深入调查,旨在了解血标本抽取、送检过程是否合理,调查事件发生的各个环节,查找原因,召开科室专题讨论会议,同时采用头脑风暴法,绘制鱼骨图,找出可能导致该不良事件发生的原因。科室人员经过认真分析,确定以下为主要原因(图 9-5)。

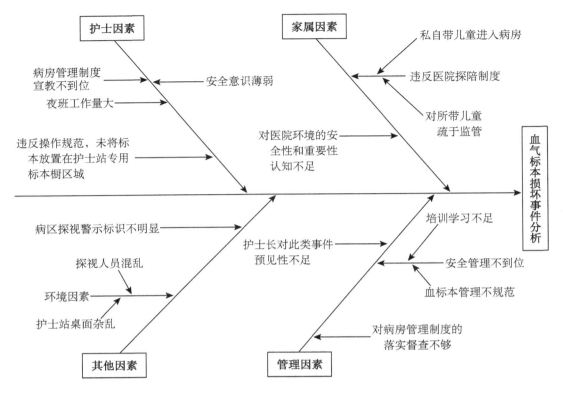

图 9-5　血气标本损坏事件分析

【PDCA 整改措施】

P:计划

1. 针对鱼骨图原因分析,科室成立专门的质控小组,监督血标本放置情况,严禁放置在开放护士站吧台位置,在护士站主班位置右侧橱柜内开辟一区域专门存放血标本。

2. 加强有关制度学习,包括病房管理制度、家属探视制度及安全正确留置标本制度。

3. 病房管理质控小组监督护士对家属探视规定的宣教工作及执行情况。

D:执行

1. 标本架放置在患者及其家属不能接触到的特定橱柜,质控小组成员每天检查血标本放置情况,护士长每周抽查一次,出现放置错误质控到个人,并与个人绩效挂钩。

2. 科室加强了对护士病房管理制度、化验检查规范流程,以及安全意识的学习培训,并定期进行考试、提问。

3. 病房管理质控小组成员每天检查家属探视情况,病房家属过多或不符合探视规定则质控到责任护士,并与个人绩效挂钩。

C:检查

经过持续检查、抽查及反馈信息收集,血标本放置不规范及病房探视问题引起了全科人员高度重视,经过督导和培训考核,未再发生血标本被破坏情况。

1. 护理人员相关制度掌握到位并能够严格落实。

2. 血标本存放位置合理,符合规范放置流程(附件 9-3)。

3. 病房管理做到随时发现探视家属,随时沟通。

4. 患者探视制度宣教到位。

通过科室监督、检查,近期 1 个月内未再次发生血标本放置错误及损毁事件,检查情况见表 9-1,图 9-6。

表 9-1　规范放置血标本数

检查日期	10.25～10.31	11.01～11.07	11.08～11.14	11.15～11.21
检查血标本数	16	12	15	20
规范放置血标本数	15	12	15	20

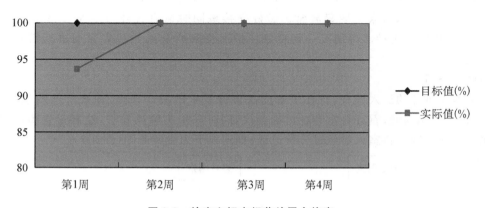

图 9-6　检查血标本规范放置合格率

A:总结

1. 通过此次事件的追踪检查,本科室不断总结经验教训,完善制度,并重点督查制度的落实情况,防止在执行过程中变质走样,避免类似事件的再次发生。

2. 加强全科护士的培训,坚持共同参与的防范管理。为患者提供安全的就医环境。

附件 9-3　血标本规范放置流程

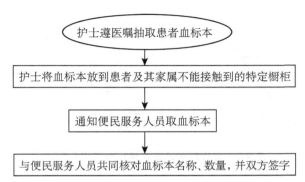

（高少波　陈　蕾）

四、未及时松解止血带

【事情经过】

患者,女性,88 岁,胰腺恶性肿瘤,昏迷状态,全身高度水肿,皮肤严重黄染,体温高。3 月 3 日 19:30,护士 A 接到医嘱给患者重置留置针静脉输液,由于患者穿刺困难,护士 A 请护士 B 帮忙穿刺,穿刺成功后护士 B 交代护士 A 对此患者进行妥善处理,然后去抢救另一名心搏停止的患者。护士 A 调节好输液速度并向患者家属交代注意事项,并未给患者松开止血带,收拾好物品后返回治疗室。20 分钟后家属发现止血带未松,呼叫护士,护士 A 及护士 B 迅速赶到患者身边,立刻松开止血带,给予局部按摩,通知医师查看,由于止血带扎的较松,3 分钟后,局部皮肤血供良好,未见明显异常。做好交接班同时请血管外科专家会诊,进行 B 超检查,显示局部皮肤血管神经等情况一切良好。护士长携护士 A 给患者家属进行赔礼道歉,家属表示谅解。

【原因分析】

通过本次事件的深入调查,旨在了解此次事件发生的根本原因,调查事件发生的各个环节,并与患者家属沟通,召开科室专题讨论会议,同时采用头脑风暴法,绘制鱼骨图,找出可能导致此事件的原因。科室人员经过分析论证,确定以下为主要原因(图 9-7)。

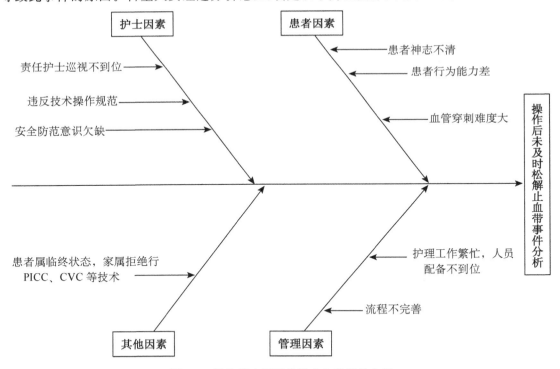

图 9-7　操作后未及时松解止血带事件分析

【PDCA 整改过程】

P：计划

1. 科室成立专项小组,由护士长、护理小组长、护师等人员组成。专项小组成员认为,主要从操作的工作流程、护士的防范意识、护士临床巡视的观察内容等几个方面制订相应对策。

2. 通过团队协作,共同制订出由两人及以上护士同时静脉穿刺的操作流程、规范。

D：执行

1. 召开全体护士会议,通报此次事件,警示科室其他护士引以为戒,吸取经验教训,加强护士的责任心及安全意识。

2. 全体人员通过头脑风暴,完善相关工作流程,对护士进行修订后工作流程(附件 9-4)的培训,要求全员掌握并认真落实。

完善后的工作流程如下。

(1)对于有 2 名及以上护士同时进行静脉穿刺的患者,在操作结束后,由责任护士负责整理用物及患者床单元,并认真查看四肢,确认所有止血带均已撤除。

(2)对于只有 1 名护士进行静脉穿刺的患者,在操作结束后,由穿刺护士负责整理用物及患者床单元,并认真查看穿刺侧肢体,确认止血带已撤除。

3. 加强床旁巡视,规范巡视内容,要求全科护士及实习同学掌握。

4. 加强与家属的沟通,对于需长期输液且血管质量欠佳的患者,及时与医师联系,是否行 PICC/CVC 等穿刺技术。

5. 实施弹性排班,重点时间段保证人力充足。

C：检查

经过持续检查、抽查及反馈信息收集,止血带漏解除事件引起了全科人员高度重视,2015年 4 月至 2015 年 8 月无 1 例止血带未及时松解情况发生,正确率保持在 100％(图 9-8)。

1. 护理部监控并定期检查病区情况。

2. 科室质控小组成员进行追踪检查,护士长作为第一责任人负责追踪检查责任护士工作落实情况。

3. 责任护士严格交接班及进行病情观察、巡视。

4. 持续加强对护士的培训学习及安全防范意识的提高。

5. 加强与患者及其家属的沟通,建立良好的护患关系。

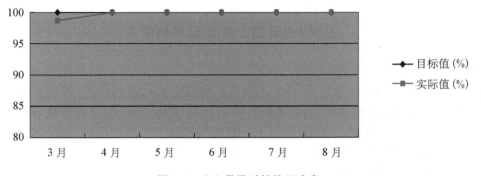

图 9-8　止血带及时解除正确率

A：总结

1. 通过此次事件的追踪检查，本科室在止血带漏解除事件中不断总结经验教训，完善制度，杜绝此类事件发生。努力做好各项预防措施，并定期检查落实情况。

2. 加强全科护士的培训，坚持共同参与的防范管理，为患者提供安全的就医环境。

附件9-4　静脉穿刺操作流程

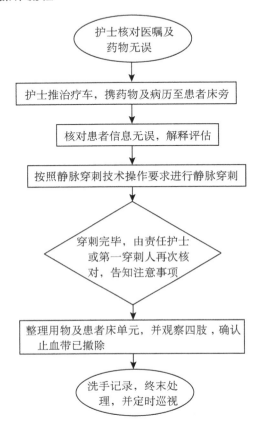

（张楠楠　修　浩）

五、护士看错乙肝化验单结果

【事情经过】

患者，宋某，男，51岁，于2月19日上午到支气管镜室预约胃镜检查，责任护士刘护士错将患者乙肝化验单阳性看成阴性，为患者预约到2月26日做检查，而支气管镜室常规的乙肝阳性检查是2月25日（周四）。患者26日上午到支气管镜护士站登记时，当天值班护士发现其为乙肝化验单阳性患者，并在预约登记单上更正为阳性，为避免交叉感染，放在最后检查，与患者及其家属沟通，均表示理解，未对患者造成不良后果。

【原因分析】

通过本次事件的深入调查，旨在了解护士看错乙肝化验单结果的根本原因，调查事件发生的各个环节,大家互相沟通交流,科室召开专题讨论会议,采用头脑风暴法,绘制鱼骨图,找出可能导致看错化验单结果发生的原因。科室人员经过分析论证,确定以下为主要原因(图 9-9)。

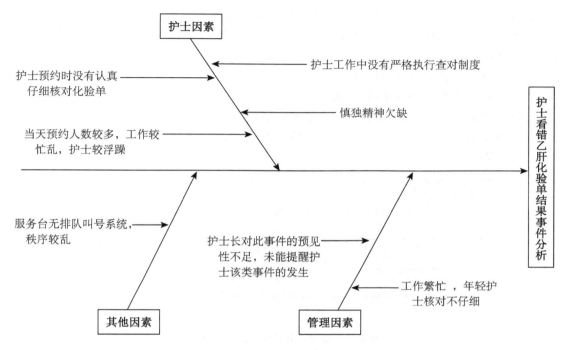

图 9-9　护士看错乙肝化验单结果事件分析

【PDCA 整改过程】

P:计划

针对鱼骨图原因分析,科室成立专项小组,由护士长、护士等人员组成。专项小组成员经讨论认为,护士工作时要严格贯彻落实核心制度,尤其是查对制度、身份识别制度,树立认真仔细的工作态度,从护士自身水平的提高、经验的积累、规章制度的学习和落实及流程的完善等几个方面制订相应对策。

D:执行

1. 对护士进行查对制度的学习和培训,要求全员掌握相关制度的内容。

2. 严格执行查对制度和身份识别制度,注重每个环节。

3. 通过团队协作,共同制定出了防范看错化验结果、避免导致不良后果的措施,并制定了工作流程(附件 9-5)。

4. 定期检查护士对预约患者的记录情况及防范措施和流程的落实情况。

5. 安装排队叫号系统,使护士的预约登记工作有序进行。

6. 护士长加强对年轻护士的培养及其心理素质的培训,使护士做到忙中不乱、遇事沉稳,工作中认真执行各项规章制度。

C:检查

经过持续检查、抽查及反馈信息收集,支气管镜预约时护士看错乙肝化验单结果的问题引起了全科人员高度重视,经过制定流程及培训学习,查对制度落实到位,大大降低了护士的出错率,未再发生看错化验单结果的情况。

1. 护士长监控并定期检查及抽查护士的预约登记情况。

2. 实行预约、登记双人核对,认真查看乙肝化验单结果。

3. 科室质控小组成员进行追踪检查,由护士长作为第一责任人,负责追踪检查护士工作时核心制度落实情况。

4. 加强护士对查对制度的培训学习及考核。

5. 排队叫号系统已安装使用,效果较好。

6. 护士长加强督导,对全员进行核心制度的培训并要求掌握。

2016 年 4 月,核对乙肝化验单结果正确率得到明显提高,达到 100%,超过目标值,并继续呈现上升趋势,见图 9-10。

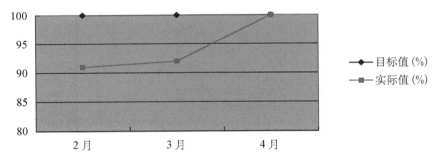

图 9-10 核对乙肝化验单结果正确率

A:总结

1. 通过此次事件的追踪检查,本科室在防止看错化验单结果的过程中不断总结经验教训,降低错误的发生率,努力做好各项预防措施,并定期检查落实情况,避免类似事件的再次发生。若要降低错误的发生率,关键在于护士的工作态度、制度的落实,加强全科护士的培训,工作中做到用心、细心。

2. 护士站的工作量较大,必须做到忙中不乱,实行排队预约登记,逐一认真核对患者化验结果,正确输入信息。工作中加强规章制度的落实,严格执行查对制度,做到预约、赴约检查时进行双核对。

3. 完善排队叫号系统的使用,让患者一目了然,使支气管镜室护士站秩序井然,护士工作有序,杜绝差错的发生。

4. 坚持共同参与的防范管理,杜绝此类不良事件的发生。

附件 9-5　内镜预约检查工作流程

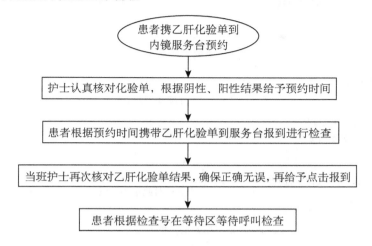

（张海燕　王璐璐）

六、孕妇临产观察不规范

【事情经过】

7 月 19 日,产科 15 床孕妇,妊娠 39 周,已规律宫缩 6 小时,接班护士 W 与 Z 护士床头交接班,Z 护士交代宫缩持续 20～30 秒,间隔 3～4 分钟,宫口开大 2cm。接班护士 W 只是听 Z 护士口述,未进行孕妇宫缩时间及强度的观察,未进行胎心听诊及宫口的检查。接班后 1 小时,孕妇家属到护士站急呼护士,此时孕妇胎膜破裂,于阴道口已看到胎头部位。W 护士急忙将孕妇送至产房,孕妇即刻分娩,母子平安。由于接班护士 W 未按规范观察产程,使该孕妇错过送入产房最佳时间,不能按规范流程进行分娩,孕妇及其家属不满意。

【原因分析】

通过本次事件的深入调查,旨在了解孕妇错过送入产房最佳时间的根本原因,调查事件发生的各个环节,并与孕妇家属沟通,召开科室专题讨论会议,同时采用头脑风暴法,绘制鱼骨图,找出可能导致孕妇错过送入产房最佳时间发生的原因。科室人员经过分析论证,确定以下为主要原因(图 9-11)。

【PDCA 整改过程】

P:计划

科室成立专项小组,由护士长、护理小组长、助产士等人员组成。专项小组成员认为,主要从护士的防范意识、健康教育的有效性、护士自身水平的提高等几个方面制订相应对策。

D:执行

1. 对护士进行分娩临产观察培训,要求全员掌握临产观察判断的知识。

2. 加强交接班工作,各班履行职责,对临产孕妇严格按照规程观察 3 次宫缩。

3. 科室质控小组成员进行追踪检查,护士长作为第一责任人负责追踪检查责任护士工作落实情况。针对临产孕妇加强巡视及检查。

4. 护士长定时检查责任护士对临产孕妇进行的观察是否到位。

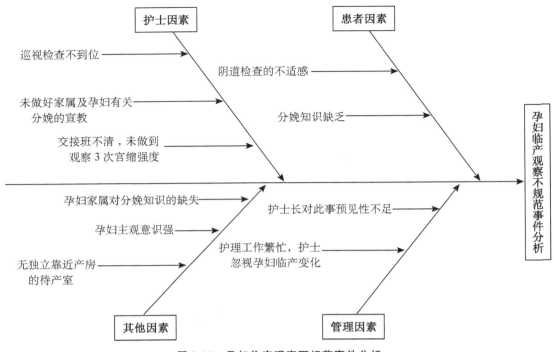

图 9-11 孕妇临产观察不规范事件分析

5. 检查孕妇及其家属对健康教育内容的知晓率及落实情况。

6. 加强对护士专科知识的培训学习,做好孕妇及其家属的健康教育工作,制定临产妇处置流程(附件 9-6)。

C:检查

1. 经过持续检查、抽查及反馈信息收集,对临产孕妇检查不规范、错失送入产房最佳时间的问题引起了全科人员高度重视,未再有此类事件的发生。

2. 护理部监控并定期检查病区情况。

3. 责任护士严格交接班,及时对临产孕妇的产程进展情况进行评估,并做出相应处理。

4. 对孕妇临产入产房及时率进行统计,将妊娠 37 周以上的临产孕妇列为统计对象,入产房最佳时机为初产妇宫颈口开大 3～6cm,经产妇宫颈口开大 2～4cm,连续统计 5 个月(图 9-12),均达到目标值。

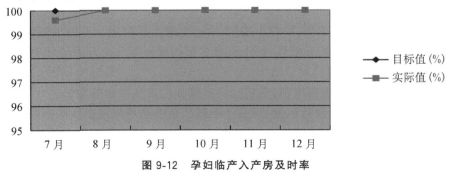

图 9-12 孕妇临产入产房及时率

A：总结

1. 通过此次事件的追踪检查,本科室在孕妇临产观察的管理中不断总结经验教训,完善制度,杜绝此类事件的发生。努力做好各项预防措施,并定期检查落实情况。

2. 若要杜绝此类事件,关键在于护士的严格交接班与巡视。加强全科护士的培训,坚持共同参与的防范管理,为孕产妇提供安全的就医环境。

附件 9-6　临产孕妇处置流程

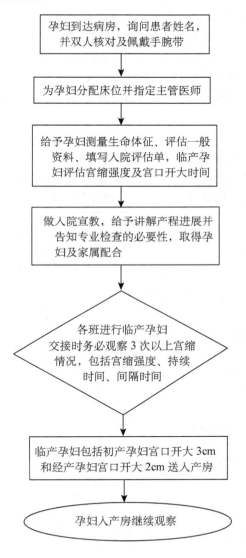

（岳崇玉　陆连芳）

七、灌肠收费错误

【事情经过】

3 月 28 日 14:30,患者,刘某,自诉腹胀、排便困难,通知医师。14:31 医师下达临时医嘱"温皂水 500ml 灌肠",处理医嘱护士接到此条医嘱后,未将"处理医嘱"界面滚动条拉到最后,未第一时间发现灌肠的总量是 500 次,费用 2000 元(灌肠 4 元/次),而打印执行单显示"温皂水 500ml 灌肠",不显示灌肠次数。双人核对医嘱后给予患者 500ml 温皂水灌肠,15:00 患者排出水样便。3 月 28 日 16:00,患者突发病情变化立即抢救,于 16:50 患者转往重症医学科继续治疗。转科后主班护士未及时准确给予结账,未发现灌肠的计费错误和医嘱错误(护士在处理医嘱界面、打印的执行单和医嘱单都未显示 500 次灌肠),护士未仔细核对费用清单。3 月 29 日 10:37,患者由重症医学科自动办理出院,导致患者的 500 次灌肠费用共计 2000 元未及时发现和退费。

【原因分析】

通过本次事件的调查,旨在了解本次多计费事件发生的原因和流程是否存在漏洞,调查事件发生的各个环节,召开科室专题讨论会议,绘制鱼骨图,找出可能导致患者多计费事件的原因。科室人员经过分析论证,确定以下为主要原因(图 9-13)。

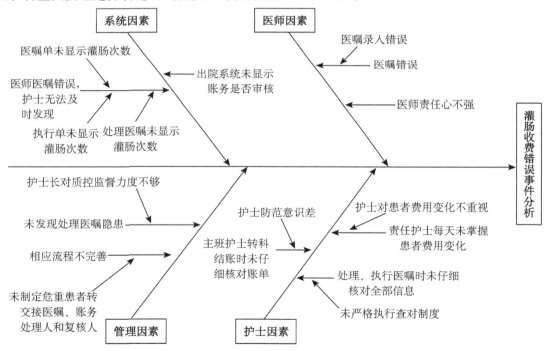

图 9-13 灌肠收费错误事件分析

【PDCA 整改措施】

P:计划

1. 科室成立专项小组,由护士长、带教老师和质控组成员组成。专项小组成员认为,主要从护士的防范意识、护士的责任心管理、护士自身水平的提高、工作流程的修订、转交接科室的配合和沟通等几个方面制订相应对策,降低收费错误的发生率。

2. 通过科室全体护理人员协作,共同制订出防止对患者多计费、及时核对出错误医嘱的工作流程。

3. 加强与计算机中心的沟通,降低由于系统漏洞所导致的安全隐患。

D:执行

1. 切实加强护理安全教育,加强医嘱处理流程和执行医嘱流程的培训,要求全员掌握正确执行医嘱的方法,杜绝执行错误医嘱的情况发生。

2. 重新制定本科室处理医嘱的工作流程(附件 9-7),要求护士在处理医嘱时务必审核新医嘱的全部内容和收费情况,规范医嘱的正确收费和录入;修改责任护士的工作职责,要求责任护士每天查对患者的费用清单,及时核对出明显的错误收费,争取做到费用一日一清。

3. 制定科室危急重症患者转交接流程(附件 9-8),抢救情况下患者转往重症监护室或其他科室时,明确患者结账和处理需关注医嘱的责任人和审核人,制定并落实岗位职责和工作标准,规范护理行为。加强与转交接科室的沟通交流,及时了解患者的转归,及时对账务和相关记录进行复核,防止纠纷和投诉发生。

4. 护士长加强对护士护理质量的管理,加大关键环节的护理质控,发现问题及时整改,把质量问题消灭在萌芽状态,并对典型问题重点分析;加强对护士心理动向的管理,对护士工作中出现的消极、浮躁情绪能及时发现、及时处理,必要时进行心理疏导。

5. 组织全科护士开会讨论,针对本次事件存在的问题进行分析和整改,对责任人扣罚绩效并做书面检讨。

6. 在科务会中与科主任、全体医师共同讨论本次事件发生的原因,引起医师的重视,加强医师责任心。

7. 将系统存在的问题反馈给计算机中心的工程师,及时提交护理需求,最大程度降低HIS 系统中的安全隐患。

8. 强化护士的法律意识,利用晨会或护理安全教育日学习法律相关知识和防范医疗纠纷案例,用具体案例告知护士,任何一个细小环节的疏忽,都有可能造成无法挽回的损失。定期召开安全分析会,让护士结合岗位工作,找出临床工作中容易出现错误的环节,尤其对出现的问题分析原因并制定改进措施,设立隐患自查报告奖励制度。

9. 护士长要加强护士责任心的管理,教育护士认识责任风险,提高风险意识,要热爱本职工作,发挥主观能动性。护士长重视环节管理,加强护士的素质培养、职业道德培训,加强科室文化建设。护士长通过人文关怀、制度管理、科内培训和针对个人指导等形式与护士沟通,加强护士的责任心。

C:检查

经过检查、抽查及反馈信息收集,患者被多记费事件及执行错误医嘱问题引起了全科人员高度重视,杜绝此类事件再次发生。

1. 护士长监控并定期检查病区情况。

2. 责任护士处理和执行医嘱时严格查对医嘱内容和费用情况,及时发现医师下达的错误医嘱和错误收费,及时更正,避免引起医疗纠纷和投诉。

3. 加强对护士的培训学习,规范医师的医嘱。

4. 按时提问护士的工作流程,查找自己工作中的不足,不断改进。

5. 科室成立质量改进小组,启动降低医嘱、收费错误率的质量改进项目。质量改进小组根据选择的改进方案并结合现状,设立医嘱、收费正确率的质量监测指标,最终确定首期降低医嘱、收费错误率改进目标值≤5%。数据来源和收集方法:现场调查;样本量为每月至少 100 例;数据监测期限为 2016 年 4 月至 2016 年 9 月,每月持续监测;监测范围是对本科室医护人员在患者住院期间的医嘱、收费环节进行监测。

2016 年 9 月医嘱、收费错误率明显降低,低于 4%,低于目标值,并继续呈现下降趋势(图 9-14)。

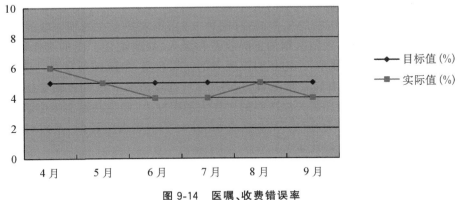

图 9-14 医嘱、收费错误率

A:总结

1. 通过此次事件的追踪检查,本科室在患者记费管理和处理医嘱中不断总结经验教训,完善制度,降低错误医嘱的产生。努力做好各项预防措施,并定期检查落实情况。

2. 降低错误收费和错误医嘱的执行问题,关键在于科室的质控管理和护士责任心的管理。加强全科护士的培训,坚持共同参与的防范管理,为患者提供安全、放心的就医环境。

附件 9-7 医嘱处理、收费工作流程

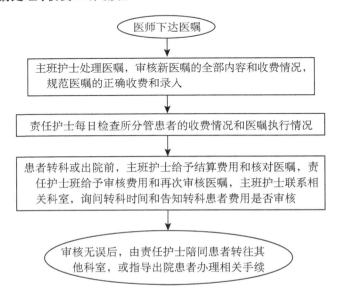

附件 9-8　紧急情况下患者转科流程

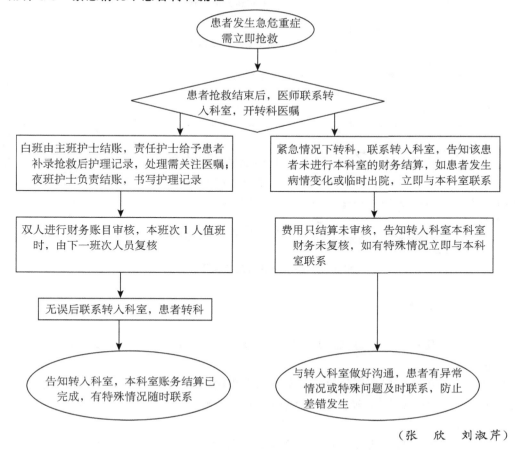

（张　欣　刘淑芹）

八、手术患者转运错误

【事情经过】

38 床患者高某及 32 床患者王某,原定于 6 月 8 日 8:00 及 10:00 行关节置换术。6 月 7 日手术医师临时通知手术室更改手术顺序,将 32 床更换为 6 月 8 日 8:00 手术,但未告知病房护士及手术室转运人员更改手术顺序。

手术当日,手术室转运人员携 32 床及 38 床的手术交接单到病房,告知值班护士接 38 床高某,随后将 38 床接入手术室。8:10 手术室护士电话告知手术医师,8:00 接入手术室患者为 38 床高某。因两位手术患者均为膝关节手术,为避免造成患者不满,手术室再次调整手术顺序,即按照接入患者顺序进行手术,同时提醒手术医师确保患者手术侧及假体、手术器械正确,手术按计划正常进行,患者无异议,未造成任何不良后果。

【原因分析】

通过本次事件深入调查,旨在了解手术患者转运过程中发生错误的根本原因,现场调查手术患者转入过程中的各个环节,召开科室专题讨论会议,同时采用头脑风暴法,绘制鱼骨图,找出手术患者转运过程中流程环节错误的原因。科室人员经过分析论证,确定以下为主要原因(图 9-15)。

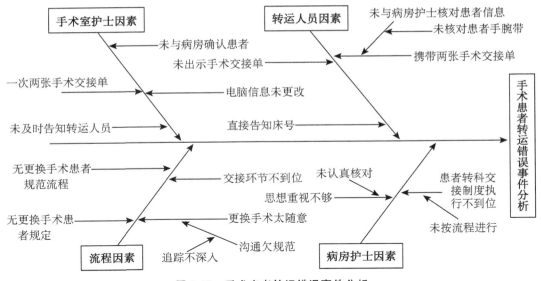

图 9-15 手术患者转运错误事件分析

【PDCA 整改过程】

P：计划

1. 科室成立质量改进小组，启动提高手术室转运人员与病房护士交接转运操作正确率的质量改进项目。

2. 质量改进小组根据选择的改进方案并结合现状，设立手术室转运人员与病房护士交接转运正确率的质量监测指标，经护理部讨论审定，最终确定首期提高手术患者转运正确率改进目标值≥95％。

3. 数据来源和收集方法：现场调查；样本量为每月至少 100 例；数据监测期限为 1～6 月份，每月持续监测；监测范围是在大外科科室范围内对手术室转运人员与病房护士交接转运的操作进行监测。

D：执行

1. 排查手术交接流程

(1)质量改进小组对大外科患者接送转运的情况、流程进行摸查。

(2)对手术室接手术通知单进行摸查。

(3)对病房护士术前准备及交接进行检查。

(4)对手术室与病房之间交接进行核查。

(5)对手术室转运人员与手术室护士之间交接进行摸查。

2. 强化院内宣传与教育

(1)病房、手术室等人员针对检查标准进行培训。

(2)利用大科质量会议统一培训，使检查标准统一。

(3)对外来人员、进修生进行培训。

3. 增加检查和反馈的力度

(1)开展多层次、多维度的检查。大科每月进行专项检查，科室护士长每周进行专项检查，各科室护士长定期进行交叉科室检查。

（2）建立接送手术患者执行正确率的检查反馈机制，定期反馈检查结果，质控反馈到科室及个人，与绩效挂钩。

C：检查

6月手术室转运人员与病房护士交接转运操作流程执行正确率得到明显提高，达到99％，超过目标值，并呈继续上升趋势，见图9-16。

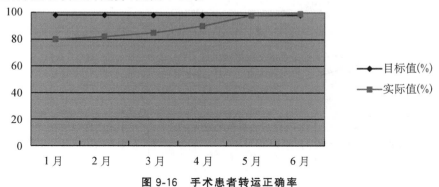

图 9-16　手术患者转运正确率

A：总结

改进效果表明，新的管理流程优于原来的流程，具有可操作性。为此，护理部修订手术室转运人员与病房护士交接转运的操作流程、制度，优化手术室转运人员与病房护士交接转运的工作流程（附件9-9，附件9-10）。

附件 9-9　接手术患者工作流程

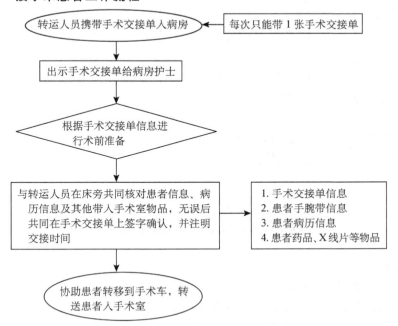

附件 9-10　手术室转运人员与病房护士交接转运工作流程

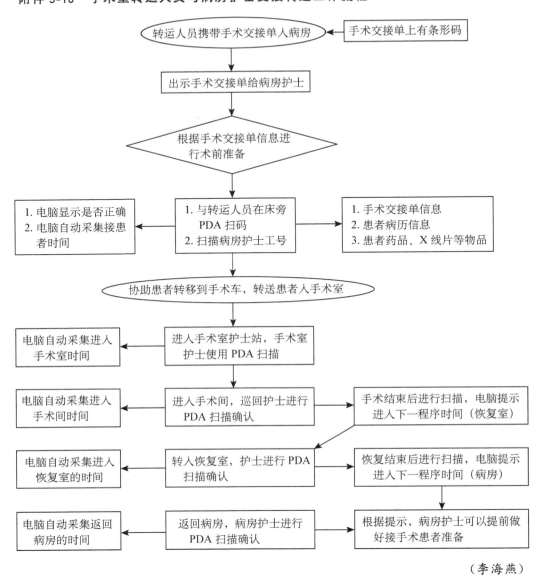

（李海燕）

九、实习护士静脉输液不规范

【事情经过】

某患儿,6 岁,诊断为"头晕原因待查"。于 8 月 19 日行腰椎穿刺术(简称腰穿),穿刺后患儿无不适。8 月 21 日 16:00,患儿自述腰穿部位疼痛,给予利多卡因凝胶外涂,19:30 值班护士要给患儿静脉滴注甘露醇,患儿因要上卫生间,未进行静脉输液操作。19:40 患儿家长要求给患儿输液,同一时间病区内 27 床患儿输液结束要求更换液体,值班护士给 27 床患儿更换液体,同时还有其他患儿也有护理操作,值班护士让实习护士携带 PDA 给患儿独立进行静脉输液。实习护士按要求核查患儿身份,进行输液管排气,在连接留置针时未排尽头皮针内的气体,也未检查头皮针内是否存在气泡,给患儿接上液体。19:50 患儿输液速度慢,责任护士到床前查看患儿输液情况,给予处理,患儿自述腰穿处疼痛,不能平卧,强迫体位,通知医师。遵医嘱给予热敷,20:15 患儿出现腰部明显疼痛,伴腿麻、胸闷不适,当时查体面色红润,呼吸 28次/分,心率 102 次/分,节律规整,心脏无杂音,双肺听诊无啰音,20:25 给予口服对乙酰氨基酚镇痛,21:11 患儿安静入睡。针对头皮针内 0.3～0.4ml 气体给予患儿家长解释,患儿自述无不适,未对患儿机体造成不良影响。

【原因分析】

通过本次事件的深入调查,旨在了解实习护士静脉输液操作不规范的根本原因,调查事件发生的各个环节,召开科室专题讨论会议,同时采用头脑风暴法,绘制鱼骨图,找出发生实习护士静脉输液操作不规范的原因。科室人员经过分析论证,确定以下为主要原因(图 9-17)。

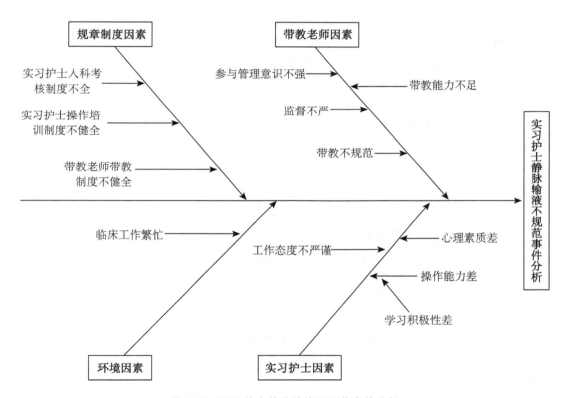

图 9-17　实习护士静脉输液不规范事件分析

【PDCA 整改过程】

P:计划

科室成立专项小组,专项小组成员认为,主要从提高带教老师的自身素质、加强临床带教管理、端正实习护士的学习态度、规范实习护士的入科培训制度及考核制度等几个方面制订相应对策。

确定目标:召集全科护理人员对所制订的计划进行可行性讨论,严格规范临床带教,有效避免实习护士操作不规范,降低护理安全不良事件发生率、护理差错发生率及医患纠纷发生率。提高实习护士静脉输液的正确率,正确率大于95%。

D:执行

1. 建立完善的临床带教管理体系,科室有临床带教管理小组,护士长要进行严格督导。

2. 科室进行带教老师的选拔,重视带教老师的管理。

3. 加强带教老师自身素质的培养。

4. 科室规范带教内容,体现专科的特点。

5. 科室进一步完善入科宣教的内容

6. 科室编制实习护士临床实习手册。

7. 加强实习护士入科技能操作的培训。

8. 入科后对实习护士进行常见操作考核。

9. 对于存在不足的实习护士,由护士长与其沟通,转变思想,进一步提高。

10. 建立良好师生关系。

C:检查

科室对带教老师的临床带教进行专项督导,定期检查。

1. 护士长作为管理者,不定期抽查。

2. 带教小组每月召开会议,定期反馈带教意见,及时对存在的问题进行探讨和改进。

3. 10月,实习护士静脉输液正确率得到明显提高,达到95%,并呈现继续上升趋势,见图 9-18。

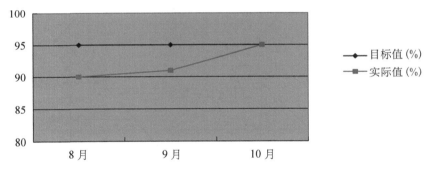

图 9-18　实习护士静脉输液正确率

A:总结

1. 通过此次事件的追踪检查,本科室不断总结经验教训,完善制度,努力做好各项预防措施,并定期检查落实情况,避免类似事件的再次发生。

2. 规范实习护士静脉输液操作,关键在于规范临床带教,提高带教老师的带教水平,完善科室临床带教计划,加强实习护士的入科培训及考核。全科护士坚持共同参与的防范管理,为患儿提供安全的就医环境。

附件 9-11 实习护士带教计划

护理实习护士带教计划

时间	教学内容	教学目标
第一周	1. 各班次的工作流程及入院接诊	大专
	2. 儿科常用药物的计量换算及滴速的调节	
	3. 护理文件的绘制	
	4. 无菌技术及查对制度、手卫生培训	
	5. 生命体征的测量方法及注意事项	
	6. 小儿生长发育特点	
	7. 小儿静脉输液的培训及小儿静脉输液注意事项	
第二周	1. 消毒液的配制及各类物品的消毒方法	大专
	2. 药物的配伍禁忌及配药的方法和注意事项	
	3. 支气管肺炎的临床表现及护理要点	
	4. 神经系统疾病的临床表现及护理要点	
	5. 带教老师对小儿静脉输液的培训及临床考核	
第三周	1. 头皮静脉穿刺、肌内注射、皮内注射的方法及注意事项	大专
	2. 氧气驱动雾化吸入、心电监护、微量泵、输液泵的操作流程	
	3. 常见儿科标本的采集要点	
	4. 高热惊厥的紧急处理	
	5. 给氧、吸痰的方法要点	
	6. 儿童糖尿病临床表现及护理要点	
	7. 微量血糖监测	
第四周	1. 小儿留置针的穿刺及封管方法	大专
	2. 小儿动脉、静脉采血	
	3. 肝豆状核变性的临床表现及护理要点	
	4. 小儿病情观察	

（赵 欣 陈伟芬）

十、术后患者手腕带佩戴错误

【事情经过】

4 月 18 日 10:40,38 床患者孙某在全身麻醉下行膝关节置换术后安返病房,护士用 PDA

扫码手腕带时,发现患者手腕带丢失,随即重新到住院处补打,核对无误后重新为患者佩戴手腕带。4 月 21 日,护士给 3 床患者王某行静脉输液 PDA 扫码时,发现患者信息错误,经核查,患者右手佩戴的手腕带是 38 床孙某的,患者自己的手腕带佩戴在左手腕,因患者术后留置针一直在左手上,术后行 PDA 静脉输液扫码均无误,直至留置针需更换右手时才发现患者双手均有手腕带。经查证,4 月 18 日 38 床孙某的手腕带遗失在手术间,巡回护士将手腕带交予规培医师给予患者佩戴,但规培医师在给患者佩戴时未认真核对患者身份,该事件已向家属及患者进行解释说明,双方均表示理解。

【原因分析】

三甲复审期间,医院建立医院患者安全目标,增加和修订了《患者身份识别制度》和《患者手腕带制度》,医护人员在检查、手术及执行各项操作前核对患者身份的操作正确率平均值为 75.50%。

针对患者身份核对操作不规范的原因,现场调查各个查对环节,采用头脑风暴法,绘制鱼骨图,找出引起患者手腕带执行正确率低的原因,见图 9-19。

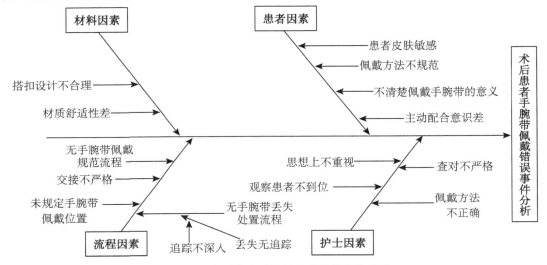

图 9-19 术后患者手腕带佩戴错误事件分析

【PDCA 整改过程】

P:计划

科室成立质量改进小组,启动提高手术后患者手腕带佩戴正确率的质量改进项目。质量改进小组根据选择的改进方案并结合现状,设立患者手腕带正确率的质量监测指标。经护理部讨论审定,最终确定首期提高手术患者手腕带佩戴正确率改进目标值≥90%。数据来源和收集方法:现场调查;样本量为每月至少 300 例;数据监测期限为 1~6 月份,每月持续监测;监测范围是在大外科科室范围内对医护人员在执行各类操作前后及手术、入院、检查、给药、标本采集等环节进行监测。

D:执行

1. 排查统一辨识工具

(1)质量改进小组对大外科患者手腕带佩戴情况、流程(附件 9-12)进行摸查。

(2)对住院处打印手腕带流程(附件 9-12)进行摸查。

(3)对所有佩戴的手腕带进行检查。

(4)手术室、病房、医技科室等进行患者手腕带的核查。

(5)统一使用 PDA 扫码进行核对。

2.强化院内宣传与教育

(1)对病房、手术室、医技科室等人员进行手腕带佩戴规范培训。

(2)利用大科质量会议进行手腕带检查标准培训。

(3)对外来人员、进修生进行手腕带佩戴规范培训。

3.增加检查和反馈的力度

(1)开展多层次、多维度的检查。大科护士长每月进行专项检查,科室护士长每周进行专项检查,各科室护士长定期进行交叉科室检查。

(2)建立患者手腕带佩戴执行正确率的检查反馈机制,定期反馈检查结果,质控反馈到科室及个人,与绩效挂钩。

C:检查

6 月,患者手腕带佩戴执行正确率明显提高,达到 98%,超过目标值,并呈继续上升趋势,见图 9-20。

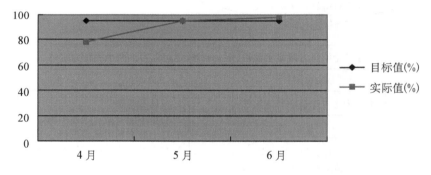

图 9-20 手术后患者手腕带佩戴正确率

A:总结

改进效果表明,新的管理流程优于原来的流程,具有可操作性。为此,护理部修订患者手腕带佩戴制度,优化手腕带佩戴、核查的工作流程。

附件 9-12　患者手腕带的佩戴流程

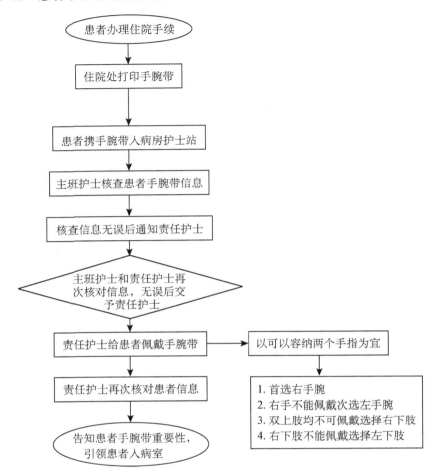

（李海燕　崔　岩）

参 考 文 献

陈海燕,钱培芬.2016.静脉血管通路护理实践指南[M].上海:复旦大学出版社.

陈丽,管玉梅,董丽蓉,等.2014.38起给药错误的原因分析及对策[J].中国实用护理杂志,30(20):72-73.

陈霞.2008.儿童烫伤126例临床分析[J].局解手术学杂志,17(4):280.

陈羽.2014.静脉输液时使用三通管的小经验[J].当代护士旬刊,(10):75.

丁秀梅.2014.重症监护室患者导管滑脱风险评估表的设计与应用[J].医药与保健,22(9):156-157.

董彩虹.2011.用药错误护理不良事件原因分析及管理对策[J].中国医药指南,09(28):160-161.

董建.2013.急诊科诊治特殊人群静脉输液外渗的原因及防治[J].吉林医学,34(22):4618-4619.

顾素莲,柳莹.2014.耐高压双腔PICC在ICU的应用[J].医药前沿,(26):389-390.

国家药典委员会.2005.中华人民共和国药典[M].北京:化学工业出版社.

何昌君.2010.PDCA循环法在体检中心护理质量管理中的应用[J].中国医药指南,08(30):338-339.

黄晓燕,胡雁,薛一凡.2010.减少老年人用药差错的策略[J].中华护理杂志,45(11):1053-1055.

黄燕,刘罡,陈帆.2014.运用质量管理工具分析护理不良事件降低护士用药错误发生率[J].护理研究,
   28(11):3918-3919.

金丽萍,王宁,宁永金,等.2012.加强病区高危药品安全管理的实践与效果[J].中华护理杂志,47(6):
   518-520.

李国萍,顾巧华.2012.脑卒中留置胃管患者非计划性拔管的原因分析和护理对策[J].中国医学创新,
   9(33):68-69.

李莺,胡燕.2013.住院老年患者跌倒预防[J].中华护理杂志,48(6):574-576.

梁海滨.2004.品管圈管理在护士正确执行用药医嘱中的应用[J].南方护理学报,11(12):59-60.

刘婷芳,刘勇.2012.中国医院品管圈操作手册[M].北京:人民卫生出版社,12.

刘文杨,2015.用药错误护理不良事件的原因分析及管理对策[J].中国医药指南,(7):281.

吕魏潇,张旭珍,童向红.2014.PDCA循环管理模式对气管插管非计划性拔管和患者家属满意度的影响[J].
   中国现代医生,52(2):99-102.

牛守君,姜云.2015.持续质量改进在手术室止血带管理中的应用[J].中外女性健康研究,21:45-46.

庞建喜.2010.2种不同方法固定胃管的效果比较[J].临床合理用药杂志,3(8):75.

权晓娟.2006.健康教育存在的问题与管理对策[J].当代护士旬刊,(11):82-84.

饶海英.2016.提升化疗药物外渗安全管理质量的措施与成效[J].中医药管理杂志,24(5):74-75.

沙宏艳.2015.52起护士给药错误分析原因及对策[J].热带病与寄生虫病学,13(3):165-179.

申小梅.2008.住院患者口服药发送差错23起原因分析与对策[J].中国实用医刊,35(9):89-90.

沈玉兰.2013.护士防范给药错误的研究进展[J].当代护士旬刊,(7):8-10.

隋东明.2016.公立医院住院患者医用卫生材料使用和监管对策研究[D].吉林大学.

孙燕,易祖玲.2010.骨科护理[M].北京:人民军医出版社.

王建安.2014.活学活用PDCA[M].北京:光明日报出版社.

王临润,李盈.2014.医院品管圈圈长手册[M].杭州:浙江大学出版社.

王欣.2011.持续质量改进在手术室护士用药安全管理中应用的效果评价[J].中国实用护理杂志,
   27(26):67-68.

吴琳娜,李芸,胡秀英.2012.循证护理在预防老年住院患者中的应用[J].护士进修杂志,27(22):2087-2088.

吴欣娟.2015.护理管理工具与方法实用手册[M].北京:人民卫生出版社.

徐建鸣.2001.预防住院患者跌倒的最新护理实证[J].中国实用护理杂志,17(7):38-39.

严云丽,左杰,孙学珍,等.2012.耐高压注射型 PICC 导管的临床应用及护理[J].中华护理杂志,47(2):158-159.

杨柳,程丹丹,徐丽.2013.品管圈活动提高住院患者自备口服药有效服用率[J].护理学杂志,28(15):58-60.

杨媚月,李求,廖琼,等.2013.高危药物输液外渗治疗与护理现状[J].当代护士旬刊,(3):9-12.

姚云超,沈丽红,贾莹.2013.临床多巴胺外渗的观察与护理[J].当代护士旬刊,(6):141-142.

于淑静.2006.76 例小儿烧伤烫伤原因分析与防护措施[J].中华护理杂志,41(1):64-65.

张晓静,张会芝,周玉洁,等.2015.住院患者非计划性拔管风险评估体系的建立[J].中华护理杂志,50(11):1331-1334.

张幸国,王临润,刘勇.2012.医院品管圈辅导手册[M].北京:人民卫生出版社.

中华医学会消化内镜学分会,中国消化内镜诊疗相关肠道准备指南[J].中国实用内科杂志,2013,33(9):705-707.

纵云英.2007.儿童烧伤烫伤 86 例原因分析[J].中国误诊学杂志,7(3):562-562.